DE
LA SPÉCIFICITÉ
DANS LES MALADIES.

THÈSE

POUR LE CONCOURS DE PATHOLOGIE MÉDICALE,

A LA FACULTÉ DE MÉDECINE DE PARIS,

COMPOSÉE ET SOUTENUE

Par A. P. REQUIN,

MÉDECIN DE L'HÔPITAL DE LA PITIÉ; AGRÉGÉ LIBRE DE LA FACULTÉ DE MÉDECINE
DE PARIS; CHEVALIER DE LA LÉGION-D'HONNEUR;
SECRÉTAIRE GÉNÉRAL DE LA SOCIÉTÉ MÉDICALE DES HÔPITAUX;
VICE-PRÉSIDENT DE LA SOCIÉTÉ DE MÉDECINE DE PARIS;
MEMBRE CORRESPONDANT DE L'ACADÉMIE MÉDICO-CHIRURGICALE DE NAPLES,
DE LA SOCIÉTÉ DE MÉDECINE DE LYON, ETC.

Specificus. *Item* Occultus.
CASTELLI Lexicon.

PARIS.

GERMER BAILLIÈRE, LIBRAIRE-EDITEUR,

17, RUE DE L'ÉCOLE-DE-MÉDECINE.

Londres, H. BAILLIÈRE, 219, Regent-Street. | Madrid, Ch. BAILLY-BAILLIÈRE.
Lyon, SAVY, 14, place Louis-le-Grand. | New-York, H. BAILLIÈRE.
Strasbourg, DÉRIVAUX, libraire. | Montpellier, SEVALLE, SAVY.
Saint-Pétersbourg, ISSAKOFF, | Toulouse, JOUGLA, CIMET, DELBOY, libr.
BELLIZARD, libraires. | Florence, RICORDI, JOUHAUD.

JUIN 1851.

Paris. — Imprmerie de L. MARTINET, rue Mignon, 2.

DE
LA SPÉCIFICITÉ
DANS LES MALADIES.

⋅⋅⋅⋅⋅⋅➤◦◦◦◀⋅⋅⋅⋅⋅⋅

ARTICLE PREMIER.

CONSIDÉRATIONS PRÉLIMINAIRES.

Le sujet qui m'est échu présente une double obscurité : 1° une obscurité essentielle, due à la nature même des choses et à la myopie de l'esprit humain ; 2° une obscurité accidentelle, qui tient au défaut de détermination classique et pour ainsi dire officielle des mots *spécificité* et *spécifique*. Tâchons, d'abord et avant tout, d'écarter de notre travail cette obscurité accidentelle, en précisant bien le sens dans lequel je me crois autorisé à comprendre la question. Si j'ai le malheur de ne pas pénétrer ici la pensée du savant jury qui a posé cette question, du moins puissé-je ainsi échapper à l'écueil de vaines et stériles logomachies. Fussé-je même, ce qu'à Dieu ne plaise, trop prolixe dans cette étude et cette fixation des termes de mon sujet, ne devrais-je pas trouver mon excuse dans la haute importance de l'exactitude des définitions qui concernent surtout les théories les plus élevées et les plus philosophiques de la science? Je ne veux pas ici invoquer, à cet égard, l'autorité d'Aristote et de Locke, qui n'est peut-être plus très grande aujourd'hui dans le monde médical. C'est aux bons auteurs de médecine eux-mêmes qu'il me semble convenable d'avoir recours pour faire d'autant plus d'impression sur les studieux néophytes de notre art. Combien n'en pourrais-je pas citer! Je me bornerai à deux citations. J'emprunte la première à la vieille autorité de Sauvages, cet illustre fondateur de la nosographie méthodique.

« In scientiâ gravi et seriâ æquivocas voces adhibere
» prorsùs inconsultum est, et ex illâ pravâ consuetudine
» fluunt illæ indecoræ scholasticorum tricæ et dispu-
» tationes, quæ geometris et sapientibus nauseam mo-
» vent, in quibus scilicet de verbis continuò luditur,
» quoniam cùm voces æquivocæ inconsideratè vel con-
» sultò adhibeantur, tutum est respondenti vel præsidi
» in distinctionibus repetitis perfugium, undè argu-
» menta eluduntur, et disputatio philosophica in
» rixam muliebrem vel puerilem altercationem dege-
» nerat. » (Sauvages, *Nosologia methodica*. Prolegom.,
n° 99).

Et, ce qui vaudra mieux encore, puisons notre seconde citation dans un livre contemporain, dont l'autorité est bien plus familière et bien plus chère aux élèves de notre École : cette citation présente aussi l'avantage d'avoir trait au sujet même de ma thèse.

» C'est une fatale erreur en philosophie de n'attacher

» aux mots qu'une importance médiocre ; dans les pro-
» positions principales, les mots sont sacramentels et
» doivent avoir un sens tellement clair que leur appli-
» cation dans le discours n'arrête jamais l'intelligence
» du lecteur. » (Trousseau et Pidoux, *Tr. de thérap.* Médication irritante substitutive. — T. Ier, p. 400).

Histoire du mot SPÉCIFICITÉ.

I. *Le mot est nouveau.* — Il n'y a guère plus d'un demi-
siècle qu'il s'est introduit dans le langage des médecins.
Non seulement il ne se trouve pas dans le dictionnaire
de l'Académie française (dernière édition, année 1835);
mais, bien plus, il n'a pas encore sa place dans les dictionnaires de médecine (*Dict. des sciences médicales,*
Dict. de méd. et de chir. prat., Répertoire en 30 vol.), pas
même dans les plus récents vocabulaires (Voir, par
exemple, la neuvième édition de Nysten, donnée par
Jourdan, année 1845). Toutefois, disons-le, il a son
article dans cette énorme compilation lexicographique
que M. Bescherelle a publiée sous le titre de *Diction-*
naire national (1846, 2 vol. in-4°. SPÉCIFICITÉ, s. f. Di-
dact. *Qualité de ce qui est spécifique.*) Il ne paraît pas que
les médecins se soient servis du mot *spécificité* jusqu'au
moment où se déclara une vive réaction contre les systèmes de Brown et de Broussais, ces deux systèmes
analogues, mais inverses, qui prétendaient réduire toute
la pathogénie à une simple variation de quotité dans la
dépression ou l'exaltation de l'irritabilité physiologique.
C'est seulement depuis une trentaine d'années qu'en
France notamment, sous l'influence de cette réaction
contre la séduisante simplicité de la dichotomie Brous-

saisienne et pour la thèse des causes spécifiques, des maladies spécifiques, des remèdes spécifiques, maintes et maintes plumes des plus savantes et des plus correctes ont mis en circulation le terme de spécificité.

II. *Le mot est aujourd'hui bien et dûment acquis à la langue médicale.*— Qui donc oserait le répudier et le proscrire? Trop d'auteurs, et des meilleurs, en ont consacré l'usage. Citons, entre autres, ceux que voici :

Bretonneau (*Des inflammations spéciales du tissu muqueux.* Paris, 1826, in-8°. — *Passim*, et surtout p. 365-82, où la spécificité de l'inflammation diphthéritique est démontrée).

Rostan (*Cours de médecine clinique.* Paris, 1829, 3 vol. in-8°. — T. III, à l'art. *Médications spécifiques*).

Trousseau (*Mém. sur une épidémie d'angine couenneuse scarlatineuse* (Dans les *Archives*, décembre 1829. — Pag. 554, 555 et 559).

Virey (*Sur la diversité d'action des poisons, suivant la diversité des organismes.* Dans *Revue médicale*, juillet 1831. — Pag. 10, *Spécificités des virus.* — Et ailleurs).

Léopold Deslandes (Dans le *Dict. de méd. et de chir. prat.* — T. XIV, année 1835. — Art. *Spécifiques.* — *Passim.*)

Dubois d'Amiens (*Tr. de path. gén.* Paris, 1837, 2 vol. in-8°. Pag, 74, Spécificité des poisons);

Chomel (Art. *Etiologie* du *Répertoire*, p. 417.—Et dans les *Élém. de path. gén.*, troisième édit. Paris, 1841, in-8°, chap. *Etiologie*, p. 38);

Bousquet (*Traité de la vaccine et des éruptions varioleuses.* Deuxième édit. Paris, 1848, in-8°. — P. 230);

Michel Lévy (*Tr. d'hygiène*, deuxième édit., Paris,

1850, 2 vol. in-8°. — T. II, p. 129. « On a décerné à
» certains aliments une *spécificité* que rien ne con-
» firme, etc. »)

Pidoux (*De la Réforme médicale*. Discours qui sert d'introduction à la quatrième édition du *Tr. de thérap. et de
mat. méd*. Paris, 1851. — En une multitude de passages,
le profond et brillant écrivain parle de spécificité nosologique et thérapeutique).

De plus, en 1840, dans le concours où il s'agissait de
la même chaire qu'aujourd'hui, le jury d'alors posa,
entre autres sujets de thèse, la question *De la spécificité
dans les maladies* (texte identique avec celui que le jury actuel a rédigé et sur lequel j'ai à disserter). C'est à mon
honorable et savant ami M. le docteur Legroux que le
sort fit échoir ce sujet-là ; et sa thèse, je le dis sur le
champ et je me plais à le dire, est une des sources où
j'ai puisé des faits et des idées pour la composition de
la mienne. Eh bien, donc, après tout, n'est-ce pas une
consécration des plus solennelles pour le terme de *spécificité*, que d'avoir eu deux fois les honneurs d'une
sorte de promulgation de par la célèbre Faculté de
Paris ? Et, du haut de la chaire où je ne siége que pour
un moment et dans l'humble position de candidat, je
n'hésite pas à faire injonction, aux lexicographes spéciaux de la langue médicale, d'enregistrer dorénavant
ce terme-là dans leurs éditions à venir. Car, pour le
compte des langues vivantes, au milieu du mouvement
dont elles sont animées et qui ne cesse d'y produire,
de temps à autre, des manifestations néologiques, ce
n'est pas aux lexicographes qu'appartient le privilége
absolu de faire loi. Leur devoir, à eux, c'est de recen-

ser et de constater les mots nouveaux que, dans chaque branche des connaissances humaines, les hommes de génie et d'initiative ont jugé bon d'émettre et de répandre, et auxquels l'opinion du public compétent a fini par acquiescer.

III. *La définition médicale du mot n'est authentiquement établie nulle part.* — C'est ce dont se plaignait M. Legroux en terminant sa thèse (p. 64). C'est ce dont, aujourd'hui encore, en commençant la mienne, j'ai sujet de me plaindre à non moins de titre. Ai-je besoin, en effet, de faire observer que la définition purement grammaticale, et par trop naïve, qui se trouve dans le dictionnaire de M. Bescherelle, ne peut guère me servir de flambeau ? Ce défaut de définition me semble surtout sensible et déplorable sous le point de vue nosologique, qui est précisément, par malheur, celui où je suis tenu de me poser. Les différents auteurs qui se sont servis du mot, eussent-ils, tous et toujours, exprimé avec une clarté parfaite et une parfaite propriété les différents points de vue particuliers où leur pensée s'appliquait dans la circonstance donnée, ce n'en serait pas moins une tâche épineuse, peut-être inexécutable, que de relier, sous une définition pathologique d'une haute généralité, tous ces points de vue particuliers. Toujours est-il que, pour discuter pertinemment de la spécificité dans les maladies, nous devons étudier ce qu'on entend en médecine par la qualification de spécifique, et sous quels différents points de vue cette qualification se donne à certains agents ou à certains phénomènes.

§ II. **Ce que veut dire la qualification de SPÉCIFIQUE, et à quoi, notamment, l'applique-t-on en langage médical.**

I. *Etymologie.* — *Specificus* : voilà un mot latin qui, tout régulier qu'il est, ne remonte pourtant pas jusqu'à l'antiquité classique. Les âges de la pure et belle latinité ne le connurent point. Il prit naissance dans la philosophie scolastique du moyen âge. (Voir Facciolati *Totius latinitatis Lexicon.*—A l'appendice des mots barbares.—«*Specificatio*—*Specificativè*,—*Specificativus*,— » *Specifico, as*, — *et Specificus* — *sunt voces philosopho-* » *rum barbarè loquentium.* ») Mais qu'importe après tout? Le mot n'en a pas moins fait fortune dans les langues modernes, et notamment dans la nôtre, où il a reçu depuis longtemps la consécration académique. (Dict. de l'Acad. 1835. — SPÉCIFIQUE, adjectif. Propre spécialement à quelque chose. *Différence spécifique. Vertu spécifique. Qualité spécifique. Pesanteur ou gravité spécifique.* — s. m. Remède propre à quelque maladie. *Le quinquina est un spécifique dans les maladies.*)

II. *Usage tout naturel, en médecine, de la signification générale et purement logique du mot.* — Usage plus ou moins à la mode, selon les temps et les écoles, mais toujours de plein droit, pour distinguer, différencier, caractériser (comme on voudra dire), en fait de physiologie, en fait de pathologie, en fait de matière médicale, ainsi qu'à l'égard de tous les autres objets de nos connaissances, telle ou telle espèce d'êtres ou de phénomènes, comparativement au genre dont l'espèce fait partie, —comme aussi, par extension, tel ou tel genre comparativement à une idée plus générale, —ou bien même, au contraire, telle ou telle individualité qu'il faille envisager à part et discerner d'avec tout le reste de l'espèce. De là, par exemple, les locutions médicales que voici :

Différences spécifiques constituant, dans un genre de maladie, une espèce déterminée (Sauvages, *Nosol.* Prolegom., n° 42);

Noms spécifiques des maladies (*Ibid.*, n. 116 et 118);

Caractères spécifiques de diverses maladies congénères (comme dans le mémorable et frappant tableau de diagnostic comparatif, où M. Bretonneau différencie les diverses angines du pharynx, — A. catarrhale, — A. tonsillaire,—A. couenneuse mercurielle,—A. couenneuse commune, — A. scarlatineuse, — A. diphthéritique. — Ouvrage cité plus haut, p. 370 et suiv.);

Symptômes spécifiques (mais je dois faire remarquer que les auteurs ont surtout employé cette phrase-là pour distinguer les symptômes caractéristiques d'une véritable spécificité de nature dans une maladie donnée, et non pas d'une spécificité de pure et simple classification au gré des nosographes);

Sensibilité spécifique de chaque organe (Cailliot, *Élém. de path. gén.*, t. I, p. 40);

Etc , etc., etc.

Remarquons, au surplus, que les anciens médecins ne paraissent pas s'être fort empressés à emprunter le mot *specificus* au vocabulaire de la philosophie scolastique, et à se l'approprier comme terme technique de médecine. Car ce mot n'est pas dans les premières éditions du célèbre *Lexique* de Castelli (*Lexicon medicum græco-latinum.* Venise, 1607, in-8°, 1re édition). Il n'y a été inséré, pour la première fois, que dans les éditions publiées à Nuremberg par Pancrace Bruno (en 1682 et 1688).

III. *Signification spéciale en fait de matière médicale et de thérapeutique.* — C'est là le sens le plus ancien, et encore aujourd'hui le plus populaire et le plus généralement reçu, sous lequel la qualification de *spécifique* vient prendre rang dans le vocabulaire particulier des médecins. Voilà déjà plusieurs siècles qu'on a coutume d'appeler du nom de *médicament spécifique*, ou de *spécifique* tout court, un médicament capable d'agir d'une manière toute particulière, et qui lui est exclusivement propre, soit sur tel ou tel organe, soit sur telle ou telle maladie donnée ; d'où la vieille distinction des médicaments de ce genre en deux espèces principales, 1° *Specifica organorum* ; 2° *Specifica morborum*. Voir Castelli (éditions publiées par Bruno, et depuis), art. *Specificus*. Voir aussi cet autre coryphée de la lexicographie médicale, Etienn. Blankaard (BLANCARDI *Lexicon*. — Ouvrage excellent, publié à Amsterdam en 1679, et, depuis, réimprimé nombre de fois en diverses villes d'Europe), art. *Specifica medicamenta*. — Dans la savante Bibliographie de Ploucquet (*Literatura medica digesta*. Tubingue. 1808-9), il n'y a point d'article *Specificus*. A l'article *Medicamenta*, il existe bien une section pour les médicaments spécifiques *(M. specifica)* ; mais à l'article *Morbus*, il n'est pas du tout encore fait mention de la dénomination de maladies spécifiques. —Dans le *Dict. des sc. méd.*, art. SPÉCIFIQUE (article de Mérat, en 1821), il ne s'agit uniquement encore que de médicaments « que l'on croit propres, » dit l'auteur,

« à guérir sûrement et toujours une maladie. » — Dans le *Dict. de méd.* en 21 vol., Guersant (art. *Spécifique.* — Année 1827) ne traite non plus que de médicaments, au point de vue de leur action toute spéciale ou sur les organes ou sur les maladies. — Il en est encore de même dans le *Dict. de méd. et de chir. prat.* (année 1835, art. SPÉCIFIQUE, — article écrit par M. Léop. Deslandes, et déjà cité plus haut). — Enfin même, en 1845, la neuvième et dernière édition (déjà citée) du vocabulaire de Nysten, ainsi que les éditions précédentes, n'attribue encore au mot ici en question pas d'autre acception médicale que la signification de remède. Elle n'y ajoute que la mention des deux termes de physique que voici : *Calorique spécifique, Pesanteur spécifique.* — Et cependant déjà le *Répertoire*, tout en n'inscrivant que pour mémoire l'adjectif *spécifique* dans son rang alphabétique sans en faire le sujet d'un article proprement dit, n'avait pas manqué d'y assigner formellement, à l'aide d'une parenthèse et d'un renvoi, la triple attribution qui dorénavant lui appartient : — SPÉCIFIQUE (cause, médicament, maladie). Voy. ÉTIOLOGIE, PATHOLOGIE, PHARMACOLOGIE.

IV. *Autre acception.* — *Maladies dites spécifiques.* — Déjà, au xvi° siècle, Paracelse s'était imaginé de classer certaines maladies sous le titre de *maladies spécifiques* (*ægritudines specificæ*, — dans l'*Opus paramirum*, lib. II, c. 7); mais là, je me hâte de le dire, au milieu des idées extravagantes qui font le tissu du chapitre, on peut à peine comprendre que l'auteur appelait ainsi les affections qui ont leur germe particulier en dedans même du corps (*ex semine spermatis*, ou bien *ex formâ specificâ*); était-ce là ce que nous appellerions aujourd'hui maladies héréditaires, maladies de famille, maladies de naissance, ou, si l'on veut, d'idiosyncrasie originelle? Quoi qu'il en soit, sous le patronage de l'excentrique et fougueux Paracelse, la dénomination de maladies spécifiques ne réussit pas à obtenir grand crédit, et tomba dans l'oubli le plus profond. Il faut franchir un intervalle de plus de deux cents ans et arriver aux dernières années du xviiie siècle pour la voir revivre, et revivre avec honneur, sous les auspices de J. Hunter. Quoique, suivant la judicieuse remarque de M. Richelot (t. I, p. 239, en note), J. Hunter ait admis et proclamé des inflammations spécifiques et autres maladies de même qualification dans des acceptions peu rigoureuses, il me semble assez naturel de croire que c'est à lui, que c'est à l'autorité de ses écrits, à leur peu bruyante, mais très réelle et très puissante influence sur les hommes d'élite de notre siècle, que la dénomination de maladies spécifiques a dû bien des suffrages. Toujours est-il qu'aujourd'hui elle a, pour ainsi dire, force de loi. Je n'en dis pas ici davantage, puisque j'aurai à revenir sur ce point ; car les *Maladies spécifiques par excellence* sont un des principaux objets que je doive considérer dans la présente thèse.

V. *Acception étiologique. — Causes spécifiques.* — La dénomination de *causes spécifiques* est aussi un terme de récente date en pathologie générale. Mais elle n'en possède pas moins aujourd'hui une sorte de légitimité classique, quoique, pour une semblable catégorie, comme nous le verrons plus bas, il ne puisse y avoir que des limites arbitraires, quoique les auteurs aient diverses façons de la définir, quoique celui-là, par exemple, la restreigne aux virus exclusivement, et celui-ci, au contraire, y fasse entrer toutes les causes déterminantes. Mais, je le répète, nous reviendrons là-dessus.

§ **III. Donc il y a, en pathologie générale, trois points de vue fondamentaux sous lesquels la spécificité peut être admise et étudiée.**

De tout ce qui précède, il résulte évidemment que voici trois thèses différentes, savoir :

1° Spécificité dans les causes morbifiques ;

2° Spécificité dans les maladies ;

3° Spécificité dans les médicaments.

Je viens d'énumérer ces trois thèses dans l'ordre de succession naturelle, ou mieux, de filiation des faits. Car, dans la nature, c'est par la spécificité étiologique qu'est engendrée la spécificité nosologique ; et puis, aux exigences de la spécificité nosologique vient heureusement répondre la spécificité thérapeutique. Mais il semble que, dans la marche des connaissances humaines, les idées de cette triple spécificité se sont surtout fondées selon un ordre inverse. Encore aujourd'hui, c'est par les éclatants succès de la spécificité thérapeutique que se démontre aux esprits systématiques les plus récalcitrants la spécificité des maladies ; et il est clair que l'esprit humain ne croit à la spécificité des causes morbifiques qu'après avoir observé et constaté des caractères vraiment spécifiques dans les lésions et les phénomènes morbides. Toujours est-il, en un mot, que ces trois thèses-là ont entre elles les rapports les plus étroits et les plus intimes, et peuvent à peine être iso-

lément envisagées. Quoique la seconde thèse, celle de
la spécificité dans les maladies, soit la seule que j'aie
l'obligation expresse de développer, gardons-nous bien
toutefois de perdre de vue le but éminemment pratique
où elle tend, et qui en fait, aux yeux de tout médecin,
le mérite et l'importance.

§ **IV. SPÉCIFICITÉ** et **SPÉCIALITÉ** ne doivent pas, dans un langage rigoureux, être pris pour des termes absolument synonymes.

Dans la philosophie des sciences, et lorsqu'il s'agit,
surtout, de très hautes et très abstraites généralités, la
langue ne doit pas demeurer surchargée et embarrassée
de deux termes qui seraient purement synonymes et ne
présenteraient jamais autre chose à l'esprit qu'une signification absolument identique. Est-ce là le cas de
spécifique et *spécial*, de *spécificité* et *spécialité*, pour
nous autres médecins ? Si l'on répond par l'affirmative, il faut au plus vite rayer de notre vocabulaire, et
interdire à nos discours et à nos écrits l'un des deux
synonymes. Mais, ou je me trompe fort, ou le sentiment
général des meilleurs écrivains de notre art reconnaît
une différence de valeur, une nuance réelle de signification, entre les termes dont il s'agit, en ce qui concerne notamment la nature des maladies. C'est ce que
sentait fort bien, par exemple, M. Rostan, quand, en
1826, contre la doctrine alors si populaire de Broussais, il n'hésitait pas à affirmer « que toutes les mala-
» dies n'étaient pas de même nature ; que la plupart
» des phlegmasies reconnaissaient une SPÉCIFICITÉ, OU
» DU MOINS UNE SPÉCIALITÉ (*Cours de méd. clin.* T. 1er,
» p. 79)» ; ou bien, ailleurs encore, que « parmi les

» affections qui offrent une nature particulière, il faut
» d'abord placer les irritations SPÉCIALES (Zona, Urti-
» caire, etc.), et SPÉCIFIQUES (Scarlatine, Rougeole, Va-
» riole, etc.) » (Ibid. t. II, p. 349). Oui, effectivement,
il me semble que la spécialité doit être quelque chose
de moins exclusivement propre à l'individu ou à l'espèce, de moins véritablement à part, que ne l'est la
spécificité. La spécificité proprement dite, la spécificité vraie, la spécificité de nature, c'est le dernier degré de la spécialité : c'est, dans la revue d'une branche
de nos connaissances depuis l'idée la plus générale
jusqu'aux individualités, le terme où l'esprit se trouve
arrêté, ou, pour ainsi dire, acculé et à bout de toute
explication, comme nous allons le voir dans le paragraphe suivant.

§ **V. La SPÉCIFICITÉ** des pathologistes contemporains est-elle autre
chose qu'une nouvelle formule des **QUALITÉS OCCULTES** de
l'ancienne École ?

A cela je n'hésite pas, pour mon compte, à répondre
par l'affirmative. Oui, certainement, la spécificité
est, au fond, un aveu scientifiquement formulé de notre
ignorance concernant la nature intime de phénomènes
que nous distinguons d'avec d'autres phénomènes analogues et congénères qui sont plus communs à rencon-
trer, et qui, partant, sont plus familiers à notre esprit.
Toutes les fois, en effet, que nous observons des phénomènes nouveaux, singuliers, extraordinaires, et que nous
ne savons comment les expliquer, c'est-à-dire comment
les assimiler à des phénomènes plus généraux, plus ordinaires, dont la cause est connue ou censée telle, nous
avons coutume de dire, par comparaison avec ceux-ci,

que ceux-là sont d'une nature inconnue. C'est une
habitude intellectuelle pour le commun des hommes,—
et même pour certains savants, qui manquent d'esprit
philosophique, — que de ne pas songer du tout à la nature intime des phénomènes les plus fréquents, et pour
ainsi dire, les plus réguliers, de physique, de physiologie et même de pathologie. Et même on a coutume de
tenir un langage qui semble impliquer que nous ne
voyons aucun mystère dans les phénomènes du cours
ordinaire des choses. » Ces phénomènes » dit M. Chomel (*Path. gén.* p. 84), « n'ont rien qui nous étonne ,
» parce que nous sommes accoutumés à les observer.
» Cependant, si nous voulons les approfondir et cher-
» cher à connaître le mécanisme de leur production ,
» nous sommes obligés de convenir de notre ignorance,
» à moins que nous ne voulions la remplacer par des er-
» reurs ou la voiler sous un langage qui nous en impose
» à nous-mêmes. » Quoi qu'il en soit, un phénomène
étant donné, la philosophie des sciences physiques et
naturelles n'a et ne peut avoir d'autre prétention, pour
en rendre raison, que de le ramener sous la loi d'un
phénomène plus général, et de montrer à quelles circonstances il doit ce qu'il a de *spécial,* comme on doit
rigoureusement parler en pareil cas. Ainsi la mécanique céleste et la physique nous expliquent-elles la
marche des planètes, l'ascension de l'eau dans les pom-
pes, les variations barométriques, la trajectoire des
bombes, les faits aérostatiques, etc., comme autant de
manifestations spéciales du mouvement général de gra-
vitation. Et, pour en revenir au domaine de la pathologie, si, par exemple, une phlegmasie étant donnée,

tout peut s'expliquer assez bien par la considération de l'organe où elle siége, par le plus ou le moins d'intensité des phénomènes ordinaires du travail inflammatoire, et par d'autres conditions plus ou moins manifestement appréciables, nous ne verrons, là, pas autre chose qu'un cas spécial. Mais, si la forme ou la marche de la phlegmasie a quelque chose d'extraordinaire et de singulier qui oblige l'esprit du médecin à invoquer des conditions pathogéniques tout à fait occultes, voilà ce qui s'appelle aujourd'hui une inflammation de nature spécifique.

ARTICLE II.

COUP D'OEIL GÉNÉRAL SUR LES DIVERSES FAÇONS D'ENTENDRE LA SPÉCIFICITÉ DANS LES MALADIES.

Ici, trois points de vue principaux, savoir :

1° Le *point de vue clinique*, où il s'agit de maladies, non pas considérées abstractivement, mais telles que nous les observons en pleine et entière réalité sur chaque personne ;

2° Le *point de vue purement nosographique*, où nous considérons, abstraction faite de l'individu malade, telle ou telle espèce de maladie, plus ou moins légitimement distinguée par les auteurs ou par nous-mêmes, et dont la distinction peut se trouver fondée sur des caractères anatomiques et symptomatologiques tout aussi bien que sur des caractères étiologiques ;

3° Enfin, le *point de vue exclusivement étiologique et pathogénique*, où nous fixons notre pensée sur la nature des maladies et sur ce qu'elles ont de spécificité à cet égard.

§ Ier. De la spécificité des maladies au point de vue clinique.
(SPÉCIFICITÉ INDIVIDUELLE.)

L'observation clinique, c'est-à-dire les cas individuels, ou, mieux encore, les individus malades (car, les maladies ne sont pas des êtres, mais des accidents, sachons-le bien, et répétons-le pour ceux qui seraient tentés de perdre cela de vue) : l'observation clinique, encore un coup, voilà la réalité pathologique. Les espèces et les genres de nos livres sont-elles autre chose que des mots pour qui n'a pas vu, pour qui n'a pas beaucoup vu par lui-même ? Or, c'est peut-être chose à jamais impossible dans la réalité que deux cas de maladie aient entre eux une similitude absolue. Cela ne se voit pas dans l'infinie variété des maladies qui affligent les divers individus, pas plus qu'on ne voit deux animaux de la même race, deux feuilles du même végétal, en un mot, deux objets quelconques se ressembler au point d'avoir une parfaite conformité. Ainsi donc, en chaque individu, chaque cas de maladie présente ses particularités, ses traits distinctifs, et, philosophiquement parlant, sa spécificité propre. C'est pourquoi M. Legroux s'exprime ainsi dans sa thèse (p. 13) : « Peut-être serions-» nous conduit à trouver partout la spécificité ; nulle » maladie identique ; partout, au contraire, des indivi-» dualités morbides ; il faudrait, alors, briser tous les » liens de la nosologie, renverser les classifications. » Mais, pour la faiblesse de l'esprit humain, la science n'existe qu'à la condition d'embrasser sous une idée

commune, sous un mot commun, un nombre indéfini de
cas particuliers, en vertu d'un ensemble plus ou moins
compréhensif de traits de ressemblance, abstraction
faite des nuances différentielles qui donnent à chaque cas
sa physionomie individuelle. En d'autres termes, il faut
que, d'après les analogies observées dans la confuse multitude des faits réels, l'esprit s'élève à la notion abstraite
de telle ou telle espèce de maladie, de lésion anatomique,
de symptôme, de signe, etc., qui soit dès lors bien et
dûment reconnue pour être quelque chose de commun
à un nombre indéfini d'individus. Laissons donc de
côté, maintenant, la spécificité individuelle, dont j'ai
dû parler pour embrasser complètement tous les points
de vue du vaste horizon de ma thèse, mais qui, après
tout, tant qu'elle reste purement et exclusivement individuelle, n'est qu'une connaissance stérile. Mais, n'oublions pas, toutefois, en terminant, de la signaler comme
une thèse féconde de découvertes à venir pour le génie
des grands observateurs et des grands praticiens.

§ II. De la spécificité dans les maladies au point de vue nosographique.

Ce n'est pas là non plus le point important de ma
question ; mais je ne m'en crois pas moins obligé à en
dire quelques mots.

I. Dans l'anarchie nosographique où nous sommes
aujourd'hui (et de longtemps encore, je le crains bien,
la force des choses y retiendra la science), les espèces
de maladies les plus généralement admises, et consa-
crées en quelque sorte par l'opinion du monde médical,
n'ont pas toutes une vraie spécificité, une spécificité de

nature ; elles ont été distinguées et fondées d'après toutes sortes de considérations ; beaucoup d'entre elles (et d'ailleurs il n'y a pas de quoi s'en plaindre) ont leur raison d'être dans des conditions manifestes et très aisément appréciables d'étiologie toute mécanique, par exemple, ou bien de siége, d'acuité, de chronicité, de terminaison purement accidentelle, etc. ; en un mot, elles tiennent à des conditions qui, dans le rigoureux langage de la philosophie des sciences physiques et naturelles, doivent être appelées spéciales et non pas spécifiques. Bref, la spécificité nosographique n'est pas toujours, tant s'en faut, synonyme de la spécificité pathogénique, qui va nous occuper dans la suite de cette thèse.

II. Dans un groupe de maladies, depuis plus ou moins longtemps devenu classique, et qui a, pour ainsi dire, force de loi, comme aujourd'hui, par exemple, les inflammations, les névralgies, etc., les progrès de l'observation viennent-ils à distinguer certains cas d'avec les cas congénères avec lesquels ils avaient été jusque-là confondus : ces cas, récemment distingués, sont appelés *spécifiques*, par opposition aux autres, qui eux-mêmes, dès lors, constituent aussi, à proprement parler, une espèce à part. Et cette spécificité de nouvelle date n'est pas toujours non plus une spécificité de nature ; c'est quelquefois encore une spécificité purement nosographique.

III. Gardons-nous bien, en tout cas, d'estimer la spécificité nosographique à l'égal de la distinction des espèces botaniques ou zoologiques. Ne nous laissons jamais ici abuser par les mots. Ne raisonnons jamais, et surtout ne pratiquons jamais comme si les maladies étaient des êtres naturels et non pas de simples modalités de l'organisme. Cet « abus de l'idée de *spécificité*, appliquée à la pathologie, » c'est ce que M. Pidoux stigmatise si bien, avec une concision heureuse, sous le seul nom de *nosologisme* (Discours déjà cité, p. 32).

§ III. De la spécificité dans les maladies au point de vue étiologique. (SPÉCIFICITÉ ÉTIOLOGIQUE ou PATHOGÉNIQUE.)

Me voici enfin arrivé au point de vue le plus important, le plus fécond en conséquences pratiques, celui pour lequel surtout, si je ne me trompe, le savant jury de notre concours a soulevé la question, et sur lequel, par conséquent, va rouler tout le reste de ma thèse.

Qu'est-ce donc que la spécificité pathogénique? C'est la spécificité vraie et par excellence, la spécificité de *nature*, celle qui tient à la spécificité même des conditions étiologiques par le fait desquelles *naît* la maladie, et qui impriment à cette maladie un cachet véritablement à part,—en un mot, quelque chose de décidément spécifique soit dans les caractères anatomiques, soit dans les symptômes et la marche, soit sous d'autres rapports (Contagion; Curabilité par un médicament spécifique; Immunité produite pour l'avenir).

Mais, remarquons-le sur-le-champ, la spécificité pathogénique n'est pas, comme on pourrait se l'imaginer au premier abord, comme certains auteurs le disent ou semblent le croire, un fait absolu, une propriété invariable, qui ne soit aucunement susceptible de plus ou de moins. Non, certes, elle n'est pas cela. Bien au contraire. Elle se montre soumise, elle aussi, à la loi de l'axiome linnéen : *Natura non facit saltus.* Elle présente des degrés divers d'évidence et d'énergie, — non seulement lorsqu'on envisage toute la série des différentes classes de maladies où elle se manifeste, mais encore lorsqu'on étudie la classe des maladies nommées d'un commun accord *maladies spécifiques par excellence*, — et même, dans cette classe-là, les genres qui ont droit d'être regardés comme le type du plus haut degré de cette spécificité.

C'est là une vérité avouée et proclamée par tous les bons esprits qui ont eu à méditer sur le sujet en question. Tous s'accordent, d'un point de vue général, à distinguer : 1° d'une part, les *maladies spécifiques par excellence*; 2° d'autre part, *celles qui ont seulement quelque chose de spécifique*. Où est la limite? me dira-t-on. Déclarons-le franchement, cette limite ne peut être déterminée qu'arbitrairement. Mais enfin, il y a du moins des termes extrêmes entre lesquels la différence existe de la façon la plus tranchée et se fait reconnaître par tout le monde.

Ainsi, par exemple, Dalmas (Thèse citée, p. 10) formule la proposition suivante (proposition 1re) : « L'esprit conçoit facilement, d'après ce qui précède, » qu'il peut y avoir des affections spécifiques à un haut » degré; tandis que, pour d'autres, il sera difficile de » dire si elles sont spécifiques ou non. »

M. Legroux (Thèse citée) est amené à distinguer : 1° une spécificité absolue et constante; 2° une spécificité relative.

M. Pidoux (Discours déjà cité) s'exprime à chaque instant dans le sens que voici :—(p. 35, par exemple.) « Les maladies *le moins spécifiques.* » — « *Plus*

» une maladie est *spécifique*, etc. » — « *Moins* une ma-
» ladie a de *spécificité.* »

Pour bien connaître la spécificité pathogénique,
pour se rendre même très bien compte de sa dégra-
dation successive dans la série nosographique, il importe d'en commencer l'examen dans les faits qui en
sont la plus haute et la plus incontestable manifestation, — le type le plus parfait, — en un mot, l'archétype
naturel.

Prenons donc d'abord et avant tout, pour objet
d'étude, les *maladies spécifiques par excellence*, et,
comme on a coutume de dire brièvement, les *maladies
spécifiques.* C'est là, je le répète, un groupe nosographique dont la limite est arbitraire. Mais qu'importe?
Ici nous avons par derrière nous une multitude d'auto-
rités, et des meilleures (J. Hunter, Dalmas, M. Chomel,
M. Legroux, MM. Hardy et Béhier, M. Pidoux, etc., etc.),
pour appuyer et pour légitimer le premier point que
voici : — *Les maladies spécifiques sont celles qui doivent
naissance à une cause spécifique.*

Voyez John Hunter : « A true specific disease is one
» that probably cannot arise but from one cause, and
» which probably belongs only to morbid poisons. »
(*The Works of J. Hunter.* Édition de Palmer. Londres,
1835. — T. I, p. 342.) C'est-à-dire : Une *vraie maladie
spécifique* est une maladie qui probablement ne peut
naître que d'une *cause unique*, laquelle probablement
n'appartient qu'à la classe des poisons morbides.

Dalmas (thèse déjà citée), p. 10 (propos. 1re): « Une
» maladie spécifique dépend d'une cause spécifique. »
— P. 12 : « Pour beaucoup de bons esprits, la défini-

» tion des maladies spécifiques est tout entière dans
» l'énonciation de cette condition : *qu'il y ait une cause
» spécifique.* »

M. Chomel (*Path. gén.*, p. 32) : « Aujourd'hui nous
» croyons devoir donner à ces mots *(causes spécifiques*
» et *causes déterminantes)* un sens plus rigoureux et plus
» conforme aussi à l'usage général : *Nous entendrons*
» *par* CAUSES SPÉCIFIQUES *celles qui produisent des* MALA-
» DIES SPÉCIFIQUES, *et par* MALADIES SPÉCIFIQUES *celles qui*
» *ne peuvent se développer que sou s l'influence d'une seule*
» *et même cause, comme la syphilis, la rage, la variole.* »

M. Legroux (thèse déjà citée) n'admet de maladies
spécifiques proprement dites que là où il constate ce
qu'il appelle la spécificité absolue et constante, celle
qui tient aux causes spécifiques.

MM. Hardy et Béhier (*Tr. de path. int.*, t. I. 1844.
in-8°. — Chap. II, sect. 3, *Des causes spéciales ou spéci-*
fiques), 3ᵉ ordre. Les causes de cet ordre (poisons, venins, virus, effluves et miasmes) «représentent presque
» toutes des *causes véritablement spécifiques*, nom qui
» leur a été donné en effet, ainsi qu'aux *maladies*
» qu'elles produisent. »

M. Pidoux, dans le discours éloquent et profond
qu'il a surtout consacré à montrer la presque universalité et les degrés infiniment variés de la spécificité pathogénique, n'en souscrit pas moins, et en termes
explicites, à l'institution nosographique d'une classe
distincte de *maladies spécifiques par excellence*, dont
le type principal est, à ses yeux, la syphilis pour les
maladies chroniques, — et, pour les maladies aiguës, la
variole (p. 34 et 35).

Reste à déterminer maintenant ce qu'il faut précisément entendre par *causes spécifiques?* Là encore, comme à l'égard de toutes les classifications d'êtres ou de phénomènes, nous ne trouvons pas les auteurs d'accord. Mais peu nous importe encore pour l'étude générale de la spécificité pathogénique. Tous s'accordent, du moins, à regarder certaines causes comme des causes spécifiques par excellence. Cela nous suffira, non pas certes pour énumérer toutes les espèces de maladies qui devraient être attribuées à la classe des maladies spécifiques, mais du moins pour poser et pour examiner les principaux types, les types les plus incontestables de cette catégorie.

Voici donc comment nous allons procéder, dans la suite de cette thèse, à l'étude de la spécificité pathogénique.

Premièrement, nous jetterons un coup d'œil sur les causes spécifiques (art. III).

Deuxièmement, nous donnerons un aperçu des principaux types de maladies spécifiques (art. IV).

Troisièmement, nous donnerons quelques propositions sur la spécificité pathogénique considérée en général dans toute la série nosographique (art. V).

Quatrièmement, enfin, nous indiquerons quelques points culminants de thérapeutique qui se rattachent à la théorie de la spécificité pathogénique (art. VI).

ARTICLE III.

Je ne crois pas hors de propos de commencer par rappeler quelques définitions et quelques principes généraux d'étiologie qui se lient étroitement à l'objet en question, et dont nous aurons à faire usage dans le cours de nos considérations.

I. Rappelons-nous, relativement à la qualification des causes morbifiques envisagées sous divers points de vue, les distinctions que voici :

1° Causes externes; et Causes internes ou personnelles. Ce qui se définit de soi-même.

2° Causes physiques et chimiques; et Causes physiologiques. — Les premières agissent mécaniquement ou par simple affinité, et, par conséquent, à ne considérer que leurs effets immédiats, se comportent sur le corps vivant à peu près de la même manière que sur le cadavre. Les secondes, au contraire, ne produisent leurs effets qu'en vertu du concours réactionnel de l'organisme.

3° Causes manifestes ; et Causes occultes. — Les causes manifestes sont celles qui possèdent une existence appréciable indépendamment des affections qu'elles peuvent développer, comme, par exemple, les poisons proprement dits (corps solides, liquides ou gazeux, chimiquement appréciables). Les causes occultes sont celles auxquelles notre raison est obligée de croire sans les connaître : inappréciables à nos sens, et inaccessibles, jusqu'à présent du moins, à toutes les investigations

de physique et de chimie, elles se révèlent incontestablement par leurs effets.

II. Quand une cause morbifique, quelle qu'elle
soit, vient à exercer son action sur un individu donné,
les phénomènes morbides qui en proviennent sont nécessairement un résultat complexe, en double rapport
avec la nature de cette cause et avec la disposition particulière de l'économie animale. Vérité importante à
rappeler ici, pour se bien mettre en garde contre les
idées fausses de spécificité absolue, et pour faire pres-
sentir, vu la prodigieuse variété des conditions individuelles d'organisation, une grande diversité d'action
de la part même des causes spécifiques les plus énergiques.

III. De la proposition qui précède, et sans recourir à
d'autres considérations, il ressort que les causes morbifiques en général, et qu'en particulier les causes spécifiques elles-mêmes, n'appartiennent pas à la catégorie
de ce qu'on appelle en physique les *causes nécessaires*,
mais seulement à la catégorie des *causes probables*.
Distinction à laquelle bien des médecins, et surtout, soit
dit en passant, les anticontagionistes, semblent n'avoir
jamais songé, et sur laquelle **M.** Gavarret a eu donc
grande raison d'appeler notre attention (*Princip. généraux de statist. méd.*, p. 104-5). Oui, assurément, les
causes spécifiques les plus énergiques ne peuvent être,
après tout, que des causes probables, c'est-à-dire des
causes, qui, du moment où elles interviennent, ne produisent pas leur effet nécessairement, mais donnent
seulement à l'éventualité de cet effet un degré plus ou
moins élevé de probabilité.

§ Ier. **Des causes spécifiques en général.**

M. Chomel, dans les premières éditions de sa *Pathologie générale*, avait compris, sous le titre de *causes déterminantes* ou *causes spécifiques* (sans aucune distinction entre ces deux expressions qu'il employait alors comme exactement synonymes), tous les agents morbifiques, manifestes ou occultes, qui, par leur action physique ou chimique, ou bien en vertu de telle ou telle réaction organique consécutive à leur application, sont de nature à produire des effets prévus, toujours les mêmes ou à peu près, et les produisent constamment, ou du moins en règle ordinaire, sauf certaines exceptions plus ou moins bien appréciées. C'est bien là, sans contredit, un groupe très naturel de causes morbifiques, un groupe très distinct et très tranché, par opposition aux causes occasionnelles dites banales ou générales, qui, selon les prédispositions existantes, peuvent faire naître les maladies les plus variées.

La *Pathologie générale* de M. Dubois d'Amiens (en 1837) a pareillement rassemblé, sous l'unique titre de *Causes spécifiques* (t. I, p. 71), non seulement les virus et autres causes occultes, mais encore les causes manifestes qui méritent le nom de *déterminantes*, voire même les causes traumatiques. Mais, depuis, M. Chomel, dans sa dernière édition (1844), s'est conformé à l'usage de plus en plus dominant, qui attachait au nom de *causes spécifiques* une idée de pathologie occulte; et il a réservé formellement ce nom pour un groupe dorénavant mis à part des autres causes déterminantes, et qui comprend les virus, les miasmes, les venins et certains poisons. Quant à moi, dans l'*Essai de pathologie générale* qui sert d'introduction aux *Éléments de pathologie,* j'ai cru devoir restreindre encore le groupe des causes spécifiques et n'y laisser que les agents morbifiques qui échappent à la portée de nos sens et ne sont ni physiquement ni chimiquement appréciables. La définition des causes spécifiques devient alors d'une extrême facilité : ce sont tout simplement les *Causes déterminantes occultes.* Sans méconnaître que certains poisons ont un mode d'action tout à fait occulte, nous les rendons, en raison de leur matérialité manifeste, à la catégorie des causes déterminantes dites communes. Inutile, au surplus, de faire remarquer que la dissidence qui existe, à cet égard, entre M. Chomel et moi, n'est qu'une mince affaire de classification, et n'a , en vérité, que fort peu d'importance.

Maintenant, avec M. Chomel, signalons la subdivision des causes spécifiques en deux séries, savoir : 1° les causes spécifiques virulentes ou contagieuses; 2° les causes spécifiques ordinaires, qui se trouvent caractérisées par un attribut négatif, l'incapacité de produire les terribles et mystérieux phénomènes de la contagion.

Avant de passer outre, avant d'envisager en particulier les différents types de causes spécifiques, il importe de bien reconnaître, pour dernière remarque, sous un point de vue général, qu'une cause spécifique, dans le sens établi aujourd'hui par les auteurs les plus en crédit, et, qui plus est, par l'assentiment à peu près unanime des médecins, est un agent qui a son existence propre, — en un mot, un être, non pas une modalité, — un être occulte, ou même manifeste (si tant est qu'on admette certains poisons); — mais enfin, encore une fois, un agent réellement distinct du corps vivant où il produit la maladie, un agent qui existe ou qui du moins peut exister isolément hors de ce corps vivant (y fût-il né, ce qui est le cas de certains virus), et peut toujours ainsi, scolastiquement parlant, de cause interne et personnelle devenir cause externe.

§ II. Des venins en particulier.

Sous le nom de venins (de *venenum* qui, étymologiquement, ne veut pourtant pas dire autre chose que *poison* en général), les toxicologues et les pathologistes ont, depuis assez longtemps déjà, distingué d'avec les poisons proprement dits, et s'accordent aujourd'hui à ranger dans la catégorie des causes spécifiques, certaines humeurs malfaisantes qui sont le résultat d'une sécrétion naturelle à quelques espèces d'animaux, et qui ont la propriété de déterminer des effets morbides plus ou moins graves, au cas que, par voie de morsure ou de piqûre, elles nous soient inoculées.

Ces venins, nous les rencontrons : —1° à leur plus haut degré de spécificité toxique et délétère chez les espèces d'ophidiens qui appartiennent aux cinq grands genres que voici, les crotales, les trigonocéphales, les vipères, les bongares et les hydres (Cuvier , *Règne animal*, t. II, p. 86, 98. — Duméril et Bibron, *Erpétologie générale* , t. VI, p. 65, 71, et p. 140, 153. — Achille Richard , *Zoologie*, p. 236); — 2° à titre d'agents infiniment moins terribles, mais pourtant dangereux, chez certaines espèces de la classe des arachnides (comme par exemple, les scorpions, — la malmignatte des Toscans,

Aranea tredecim-guttata, etc.) ; et enfin, chez les guêpes et autres insectes.

Les venins sont bien causes occultes, en ce sens qu'ils n'offrent, par eux-mêmes, dans l'état actuel de la science, aucun caractère physique ou chimique qui leur appartienne en propre et qui corresponde à la spécificité de leur action pathogénique. Hors de l'organe qui les sécrète, et abstraction faite des effets que leur inoculation détermine, que seraient-ils à nos yeux ? Pas autre chose que des humeurs animales d'apparence assez insignifiante. L'arsenic, l'opium, et les poisons proprement dits se font reconnaître par eux-mêmes, et indépendamment de leur introduction dans un corps vivant. En est-il de même, par exemple, du venin de la vipère ? Non certes. Il en est de ce venin comme de la bave d'un chien enragé, laquelle ne peut, dans son aspect physique ni dans tout ce qu'elle a de chimiquement appréciable quant à présent, rien montrer qui l'annonce comme douée de son horrible spécificité, rien qui la différencie d'avec la salive ordinaire.

Une propriété singulière qui paraît être dévolue aux venins, propriété plus particulièrement remarquable à l'égard des plus dangereux et des plus meurtriers d'entre eux, c'est de pouvoir être impunément avalés par l'homme et les animaux. Et voilà même pourquoi dernièrement, MM. Claude Bernard et Pelouze, dans leurs savantes *Recherches* sur le poison américain nommé *curare*, ont été conduits à appuyer par une induction d'un grand poids les bruits populaires, c'est à savoir que les Indiens, pour la composition de ce

poison de renom si justement terrible, non seulement
emploient l'extrait d'une liane de la famille des strych-
nées, mais encore y ajoutent, avant qu'il soit sec, quelques gouttes de venin recueilli chez les serpents les
plus venimeux. Ces habiles expérimentateurs ont, en
effet, constaté l'innocuité du curare en simple contact
avec la surface de l'estomac et des intestins , tandis
qu'il est constamment mortel étant introduit par piqûre sur un point quelconque de la peau ou des mem-
branes muqueuses. Et ils concluent : 1° « que le cu-
» rare agit sur les animaux à la manière des venins ;
» 2° que son innocuité, quand il est ingéré dans le tube
» intestinal, ne peut pas être expliquée par une altéra-
» tion ou digestion que le principe toxique subirait ,
» mais bien par une propriété spéciale de la muqueuse
» gastro-intestinale, qui se refuse à son absorption. »

A la distinction si positive, si juste et si légitimement classique des venins en étiologie, une bonne mé-
thode doit corrélativement instituer, en nosographie, un
groupe des *Maladies par inoculation d'un venin*, ou, si
l'on veut, plus brièvement, des *Intoxications venimeuses*.
C'est là , pour ainsi dire, une famille naturelle dans la
grande classe, si naturellement conçue elle-même, des
Maladies spécifiques.

§ III. Des miasmes en particulier.

La raison commande de reconnaître qu'en certaines
circonstances l'atmosphère recèle des causes ou conditions morbifiques, invisibles, intangibles, impossibles
à constater physiquement ou chimiquement , mais
dont la réalité n'est que trop bien prouvée par la ma-

nifestation de maladies incontestablement spécifiques
et qui ne sauraient admettre d'autre explication étiologique. Dans l'air des marais, par exemple, la physique
ni la chimie n'ont pu découvrir à quoi cet air doit la
propriété funeste de produire une intoxication *sui ge-
neris*. Et cependant c'est une nécessité logique, et non
pas une hypothèse, que de croire qu'il y a dans l'air
marécageux quelque chose qui détermine cette intoxication-là. Or, c'est ce quelque chose d'insaisissable à
nos moyens actuels d'investigation, qu'on a nommé
miasme, terme de médecine moderne (Castelli, Blan·
kaard. — Dict. Acad. — Nysten, etc. — De μίασμα,
souillure). Toujours est-il que ce terme est devenu la
formule philosophique et sacramentelle d'une catégorie bien distincte de causes spécifiques, dont les espèces sont, je n'hésite pas à le croire et à le dire,
beaucoup plus nombreuses que ne se l'imaginent les esprits superficiels.

C'est à une date bien plus moderne que survint, et
c'est surtout de nos jours qu'a prévalu l'usage de désigner
sous le terme d'*infection* l'existence des miasmes dans
l'air atmosphérique : tant les anticontagionistes ont
mis ce mot à la mode, en prétendant, bien à tort, y
voir toujours et absolument l'antithèse de la contagion.
Et aujourd'hui, quand bien même les miasmes échappent à l'odorat ainsi qu'aux autres sens, on ne se fait
pas faute de parler d'*air infecté*, par comparaison avec
les circonstances dans lesquelles l'atmosphère est réellement infectée, dans le sens primitif et ordinaire du
mot, d'exhalaisons fétides qui décèlent ainsi par elles-
mêmes leurs qualités malsaines.

Les idées de miasme, d'infection miasmatique, n'impliquent pas le moins du monde contradiction avec la contagion , pas plus qu'elles ne la supposent nécessairement, supposition qui semble avoir été celle des anciens lexicographes de la science médicale (Castelli, Blankaard.)

Il se peut fort bien, d'une part , que les miasmes émanent d'un individu atteint de telle ou telle contagion, et qu'ils aillent transmettre la même maladie à un autre individu.

Et, d'autre part, il n'est pas moins constant qu'il y a des miasmes qui ne sont point du tout des agents de contagion.

L'histoire des miasmes contagieux rentre dans celle des virus, qui vont faire le sujet du paragraphe suivant.

Quant aux miasmes non contagieux, ce sont les miasmes paludéens qui doivent être pris pour type principal.

Citons aussi les miasmes putrides , émanations invisibles, intangibles, mais si sensibles à l'odorat, et dont, contrairement à l'opinion de Parent-Duchâtelet sur leur innocuité absolue, j'ai dû, dans un précédent concours, j'ai dû, moi aussi, après tant d'autres auteurs, reconnaître et proclamer la puissance toxique, soumise assurément à de certaines limites, à de certaines conditions *Hygiène de l'étudiant en médecine*, art. 2, § 2.)

Faut-il, pour l'étiologie des fièvres catarrhales épidémiques (Grippes), admettre un genre particulier de miasmes, comme le voulait, par exemple, le célèbre Hufeland (cité par M. Chomel, *Path. gén.* — En note, 40—1.) ?

Quoi qu'il en soit , après tout , il est évident qu'au groupe étiologique des miasmes non contagieux ou non virulents doit correspondre une famille nosographique des *Maladies miasmatiques non contagieuses.*

§ IV. Des virus en particulier.

Sous le nom de *virus* (mot latin qui servait à désigner surtout les sucs des végétaux vénéneux, ou les venins des animaux, et qui est devenu français sans être francisé, mais en prenant une signification un peu différente de la signification primitive), on entend aujourd'hui la cause spécifique d'une maladie contagieuse, le principe imperceptible, mais indubitablement réel, par le moyen duquel s'opère la communication de cette maladie. L'étude des phénomènes du développement et de la transmission des maladies contagieuses révèle, à l'égard des virus, certaines notions bien positives, dont voici quelques unes qui me semblent les plus importantes à rappeler.

I. Tantôt, ainsi que je l'ai déjà indiqué dans le précédent paragraphe, les virus sont de simples émanations sans véhicule apparent (*virus miasmatiques* ou *miasmes virulents,* comme on aimera mieux les appeler). Tantôt, au contraire, disons-le, c'était même uniquement dans ce sens que les comprenait et qu'en parlait l'ancienne École. Ils ont pour véhicule une humeur visible, comme le pus, le mucus, la salive, etc., et changent, pour ainsi dire, cette humeur en venin. Mais, il importe de le noter, il y a entre les humeurs virulentes et les venins cette différence, que la sécrétion de ceux-ci est un phénomène normal, et la production de celles-là un phénomène pathologique, et que, de plus, les individus, tombés malades par l'atteinte d'un virus qui leur a été transmis, deviennent à leur tour un centre d'irradiation morbifique, tandis que les effets morbides d'un venin ne vont pas, de l'individu qui les éprouve, se propager à d'autres individus. De ce que le virus d'une maladie donnée se montre attaché à une humeur, il ne s'ensuit pas nécessairement que ce virus-là ne puisse exister aussi à l'état miasmatique : témoin le virus variolique, à qui personne, j'imagine, ne conteste la propriété d'être volatil. Mais il est des virus qui méritent le nom de *virus fixes :* ils ne se propagent que par l'inoculation ou du moins par le contact de l'humenr où ils sont recélés : exemple, le virus rabieux, le vaccin, le virus syphilitique (tel du moins qu'il existe aujourd'hui).

II. Les virus ont la propriété de se perpétuer dans une série de transmissions successives, en vertu de leur multiplication au sein de l'économie vivante, de telle sorte que la multiplication de la maladie contagieuse se fasse par un seul individu à plusieurs individus d'alentour, puis par chacun de ceux-ci à autant de fournées nouvelles, et ainsi de suite indéfiniment.

III. Il s'écoule toujours un temps plus ou moins long, une *période d'incubation*, entre l'application du virus à l'économie et l'apparition des premiers symptômes de la maladie contagieuse.

IV. La prédisposition dans laquelle se trouvent les individus soumis à l'action d'un virus, est une condition la plupart du temps occulte et inexplicable, mais bien réelle et bien évidemment nécessaire, qui laisse éclore chez les uns la maladie contagieuse , et produit chez les autres l'immunité.

V. La prédisposition est encore une influence qu'il faut encore invoquer pour se rendre compte de la variété des formes symptomatiques auxquelles un même virus donne naissance.

— Les deux lois qui précèdent ne sont, d'ailleurs, relativement à l'action pathogénique des virus, rien autre chose qu'une conséquence, ou, si l'on aime mieux, une confirmation spéciale de la grande et souveraine loi de pathogénie qui a été rappelée dès le commencement du présent article (Proposition II°).

VI. La génération spontanée des virus est une réalité en certaines circonstances.

VII. Enfin, les virus, hors du corps vivant qui les a fournis, conservent leur faculté morbifique pendant un temps plus ou moins long.

Si j'ai insisté sur les considérations étiologiques qui concernent les virus, c'est que, de l'aveu unanime de tous les pathologistes, les VIRUS SONT LES CAUSES SPÉCIFIQUES PAR EXCELLENCE. Oui, assurément, pour me servir des termes mêmes dans lesquels M. Pidoux donne un frappant aperçu du développement complet de cette pensée : « Ni un poison animal puisé dans une sécrétion
» vénéneuse comme celle de certains ophidiens, ni un
» poison animal pris dans des matières animales putré
» fiées, etc., ne produisent une maladie aussi régulière,
» AUSSI SPÉCIFIQUE, empreinte d'une unité morbide
» aussi parfaite que celle qui naît d'un *poison morbide*
» formé spontanément en nous. »

Voilà pourquoi, dans l'article suivant, je m'attache-
rai surtout à la considération des maladies virulentes,
qui doivent être placées en première ligne comme l'archétype des maladies spécifiques.

**§ V. Doit-on admettre, à titre de langage classique, des causes spécifi-
ques comme causes absolument internes, et inséparablement unies au
corps vivant ?**

Je n'hésite pas à répondre par la négative. Assurément, d'une part, ce n'est pas une idée irrévocablement
absurde, une hypothèse entièrement inadmissible, que
d'admettre, à l'intérieur de l'économie animale, la for-
mation de quelques agents morbifiques occultes qui s'y
développeraient spontanément, comme y sont nés jadis
ou y naissent encore aujourd'hui les virus, mais qui
différeraient essentiellement de ceux-ci en ce qu'ils
seraient toujours bornés à n'exister ou du moins à
n'agir qu'au dedans même de l'individu, et en ce que,
par conséquent, ils donneraient naissance à des maladies dépourvues de toute propriété contagieuse. Rien
n'est moins démontré que cela ; mais enfin, je le recon-
nais, cela n'est pas d'une impossibilité absolue.

D'autre part, il y a certaines maladies qui, sans être
démonstrativement imputables à un agent externe, à un
miasme ou à un poison quelconque, sans avoir droit
par conséquent d'être classées dans ce que l'on est
jusqu'ici convenu d'appeler les *Maladies spécifiques* par
excellence, ont pourtant, dans leurs symptômes, dans
leur marche, dans leurs formes anatomiques, certains
caractères de spécificité pathogénique, disons même
une spécificité pathogénique des moins méconnais-

sables, quoique de second ordre. Signalons surtout, par exemple, entre autres maladies de ce genre, les accidents de rhumatisme et de goutte, les déplorables phénomènes d'hétérotrophie tuberculeuse ou cancéreuse, les affections de nature scrofuleuse, et enfin ce que l'on nomme les *maladies dartreuses*. Il est certain que, pour le compte de semblables maladies, par opposition à celles qui trouvent une explication plus ou moins facile dans les lois de la physiologie, ou qui du moins peuvent rentrer dans la catégorie des phénomènes les plus généraux de la pathologie ; par opposition, dis-je, aux maladies ordinaires et communes (car, encore une fois, la spécificité est toujours une idée de comparaison), force nous est bien encore de parler de spécificité pathogénique.

Mais, dans mon opinion du moins (et, si je ne me trompe, mon opinion correspond au sentiment général des médecins de notre temps), il ne faut pas parler ici dans les mêmes termes qu'à l'égard des maladies spécifiques par excellence. Pas n'est besoin d'avoir recours à l'hypothèse d'agents occultes. Pas n'est besoin d'admettre rien qui ressemble à ces entités imaginaires et pour ainsi dire mythologiques de la vieille médecine : humeurs chimériques dont une goutte était censée produire telle ou telle maladie (Goutte sereine ; *Gutta rosacea*, d'où vient le nom de la couperose ; Goutte sciatique, etc.) ; — Matières peccantes, — Particules âcres, — Virus dartreux, — Virus scrofuleux, etc.) Pas n'est besoin, encore un coup, de reproduire, en la rajeunissant par de nouveaux noms, une semblable fantasmagorie de poisons morbides. N'enfreignons donc pas l'axiôme de la logique : *Haud multiplicanda entia absque necessitate.*

Pour se rendre compte des maladies dont il s'agit ici, il n'est rigoureusement nécessaire que d'admettre l'idée d'une modalité spécifique des organes ou des humeurs naturelles du corps vivant, et non pas, je le répète, l'idée d'agents spécifiques qui aient une existence réellement distincte comme les virus. Que ces modalités extraordinaires de l'organisme soient, après cela, désignées sous les noms de *Diathèse* (terme qui prévaut aujourd'hui), de *Fluxion spécifique* (Caillot, *Path. gén.*, t. I, p. 218), d'*Intempérie nerveuse* (Lobstein, *Traité d'anat. pathol.*, t. I, p. 37), d'*Idiosyncrasie morbifique* (auteurs divers); peu importe, pourvu que leur dénomination ne les laisse pas confondre avec les causes spécifiques proprement dites.

Mais, il importe de le dire, n'absorbons pas trop notre esprit dans ces subtilités de la théorie pathogénique; ne poussons pas trop la studieuse ardeur de la jeunesse à se consumer dans ces abstraites considérations au détriment de l'étude des faits. « Ce n'est pas » dans des spéculations systématiques déduites d'hypo-» thèses *à priori*, mais bien dans les faits scrupuleuse-» ment et judicieusement interprétés, que gisent les » véritables connaissances du médecin et les recher-» ches utiles à l'humanité. » (Piorry, *Pathologie*, n° 43, t. I, p. 21.)

ARTICLE IV.

La grande classe des maladies spécifiques, même en recevant la plus grande extension possible dans le sens de la définition la plus large des causes spécifiques, peut être réduite naturellement à quatre familles nosographiques, que voici :

1° Les Maladies virulentes (*Intoxications virulentes* ou *contagieuses*) ;

2° Les Maladies ou Intoxications miasmatiques non contagieuses ;

3° Les Intoxications venimeuses ;

4° Les Intoxications par les poisons proprement dits, ou Empoisonnements.

Dans le langage des anciennes Écoles, les maladies spécifiques étaient nommées tout franchement *Maladies occultes.—Morbi occulti.* (Voir, par exemple, Fernel, *Pathol.*, lib. I, c. 7. — « Occulti morbi sunt qui cœcis ex causis » totam substantiam oppugnant : eorum alii venenati, » alii contagiosi, alii pestilentes. »). — *Morbi occultarum qualitatum* (voir Sennert, *Institut.*, lib. II, pars I, c. **2**, *De morborum differentiis;* — c. 4, *De occultar. qualitat. morbis.* « Quo in genere continentur omnia pestifera, deleteria et venena. » — *Ibidem*, pars II, c. 12, *De causis morborum totius substantiæ*).

§ Ier. Des maladies virulentes. — (Intoxications contagieuses.)

Remarquons-le tout d'abord : certains esprits adoptent, à l'endroit de la contagion, une philosophie pyr-

rhonienne, qui n'y veut ajouter foi, qui n'en veut prendre souci que là où nous avons la démonstration absolue
du fait. Ils se font une loi de REGARDER PRESQUE COMME
FAUX CE QUI N'EST QUE VRAISEMBLABLE : maxime cartésienne purement spéculative, — très bonne, je le veux
bien, dans le ressort de la métaphysique et des mathématiques pures, — mais inapplicable, assurément, aux
sciences pratiques et notamment à notre art, qu'elle
réduirait, pour ainsi dire, tout entier à néant. Ils ont
pour éternelle objection, à l'encontre des cas positifs,
le relevé des cas négatifs, et ils en triomphent comme
si les causes morbifiques dussent être absolument des
causes nécessaires, et non pas, tout simplement, ainsi
que j'y ai insisté après M. Gavarret, des causes probables (voir ci-dessus la IIIe proposition préliminaire de
l'art. III, p. 28). A ce compte, il est évident qu'on
n'admettra qu'un très petit nombre de maladies virulentes, c'est à savoir, tout au plus, celles-là seules qui
seront démontrées telles par l'inoculation (Variole, Vaccin, Syphilis, Rage, Morve, etc.).

Mais, je n'hésite pas à le déclarer, ce pyrrhonisme
anticontagioniste ne me semble pas être le meilleur
parti à prendre, ni en théorie, ni, surtout, en pratique.

Rangeons-nous du côté des médecins qui, au contraire, se font une loi, dans un esprit éminemment
pratique, de REGARDER PRESQUE COMME VRAI CE QUI EST
TRÈS VRAISEMBLABLE; prennent soin d'examiner dans la
plus attentive et la plus complète appréciation, le pour
et le contre; mettent en évidence, lors de la revue comparative des cas positifs et des cas négatifs, l'insignifiance
trop souvent réelle et absolue de ceux-ci, et, d'autre

part, la valeur plus ou moins péremptoire de ceux-là ; et suivent, en un mot, les principes que, tout dernièrement encore, M. Roche a soutenus avec une énergie si persuasive (*Lettres sur la contagion du Choléra-morbus.* — Dans *l'Union médicale*, janvier 1851).

Dans cette voie, non pas de certitude métaphysique et absolue, mais de probabilité physique, nous répéterons volontiers avec MM. Trousseau et Pidoux : « Les » maladies contagieuses sont beaucoup plus fréquentes » qu'on ne l'imagine communément, et bien des affec- » tions catarrhales communes » (c'est-à-dire, dans l'évidente pensée des auteurs, *prétendues communes*) « se » transmettent de l'homme malade à l'homme sain. » (*Tr. de thérap.*, t. I, p. 402.)

Il y a déjà longtemps que, pour ma part, j'ai protesté contre le scepticisme excessif d'un anticontagionisme systématique, et que j'ai formellement proposé les deux catégories que voici : 1° *Maladies évidemment contagieuses;* 2° *Maladies vraisemblablement contagieuses* (*Élém. de path.*, t. I, p. 185). Et je tiens même à grand honneur (pourquoi ne l'avouerais-je pas naïvement ?), je tiens à grand honneur que M. Michel Lévy, dans son *Traité d'hygiène* (t. II, p. 532), ait cru devoir me citer à cet égard, et invoquer ma faible autorité, dont certes il n'avait pas besoin, pour présenter à ses lecteurs, lui aussi, la distinction expresse de ces deux catégories-là.

Cela dit, je renvoie le lecteur aux propositions que j'ai données plus haut concernant les virus (Art. III, § IV, p. 36-38), et qui sont la base de la théorie générale des intoxications virulentes.

I. *Maladies incontestablement virulentes.*

1° *Intoxication variolique.* Terme générique sous lequel peuvent être embrassées, — non seulement deux espèces nosographiques, la Variole et la Varioloïde, unanimement reconnues pour être de nature identique (Bousquet, traité déjà cité, p. 381), malgré la diversité de la marche des pustules, — mais encore, par des raisons assez plausibles, les trois autres espèces que voici : la Varicelle, la Fièvre varioleuse *sinè variolis*, et la Vaccine. Il est permis, ce me semble, de relier tous ces faits à l'hypothèse d'un seul et même virus, du virus variolique, soit entravé dans son action par les prédispositions individuelles, soit affaibli et modifié dans sa propre vertu. Certains esprits, et de très bons esprits, je le sais bien, se refusent surtout à reconnaître qu'il y ait une communauté de nature entre le virus de la petite vérole et le vaccin ; que celui-ci soit simplement une modification de celui-là, et non pas un autre virus d'une essence entièrement à part. Mais, je l'avoue, — entre le parti pris, d'une part, de considérer la vaccine comme quelque chose d'absolument incompréhensible, comme un mystère à l'endroit duquel il ne faille pas hasarder la plus timide explication, — et, d'autre part, une doctrine, non pas péremptoirement démontrée, il est vrai, mais assez bien justifiée par la similitude d'aspect et de marche des pustules vaccinales et varioliques, et qui a l'avantage de ramener à la loi ordinaire de l'immunité le privilége des personnes vaccinées, — mon esprit penche fortement à se prononcer dans le dernier sens. Là me paraît poindre et luire la vérité, que l'avenir de la science, je l'espère du moins, dévoilera.

2° *Rougeole.* Doublement caractérisée, dans son type de parfait développement : 1° par un exanthème érythémoïde, qui règne de la tête aux pieds, et se dessine en manière de demi-anneaux situés très près les uns des autres, la peau devenant naturelle et saine dans les intervalles ; 2° par une affection catarrhale particulièrement dévolue à la conjonctive, à la pituitaire et aux voies respiratoires. — Mais la rougeole, elle aussi, a ses formes irrégulières, douteuses, problématiques : la Rougeole sans catarrhe, et la Fièvre morbilleuse sans rougeole proprement dite.

3° *Scarlatine.* Doublement caractérisée, dans son type de parfait développement : 1° par un exanthème érythémoïde, uniforme et ininterrompu, de la surface cutanée tout entière ou à peu près ; 2° par une pharyngite plus ou moins remarquable.

— Les trois genres nosographiques que nous venons de signaler forment, sans contredit, dans la famille des *Maladies incontestablement virulentes*, une tribu à part, une tribu très distincte et très naturelle. Que de ressemblances, que d'analogies entre ces trois fièvres éruptives, variole, rougeole, scarlatine ! Et ce sont là autant d'éléments importants pour la théorie de la spécificité pathogénique de premier ordre. Relevons brièvement les points principaux. Contagion non seulement par suite d'un contact visible, soit immédiat, soit médiat, mais encore à titre invisible et par voie de miasmes : d'où les manifestations épidémiques. Règle générale, une seule atteinte de la maladie dans tout le cours dé la vie. Fièvre prodromique constituant une période bien tranchée et bien remarquable. Régularité frappante dans l'évolution des phénomènes éruptifs , dans leurs phases successives et leur durée. Coexistence à peu près constante d'une certaine inflammation du système muqueux. Marche aiguë de ces maladies, qui ne sont pas du tout susceptibles d'une forme chronique. Guérison par les seules forces de la nature, le plus ordinairement.

4° *Syphilis.* Sous ce nom, tout le monde s'accorde à comprendre et à réduire à une sorte d'unité générique toutes les affections, d'ailleurs si diverses de siége et de forme, qui sont plus ou moins promptement produites par l'action d'un virus tout à fait à part, d'un virus dont la manifestation primordiale la plus incontestable et la plus caractéristique est le chancre. Virus fixe, inoculable. Chronicité naturelle à la maladie, une fois que l'infection constitutionnelle se trouve réalisée. Puissance spécifique du mercure.

5° *Rage.* Due à un virus fixe, dont certainement la génération spontanée est, de temps à autre , un fait mystérieux, mais trop réel, chez quelques espèces du genre *Canis.* Une fois créé, ce virus, qui réside dans la bave buccale ou bronchique, peut se propager, par un mode quelconque d'inoculation, non seulement à d'autres individus de la même espèce, mais encore à d'autres espèces de quadrupèdes et à l'homme lui-même. Phase d'incubation quelquefois fort longue. Caractères symptomatiques de la rage : 1° horreur de l'eau et de toute boisson (Hydrophobie), le pharynx se refusant convulsivement à avaler la plus petite goutte de liquide ;

2° exaltation excessive et douloureuse de tous les sens (Hyperesthésie suraiguë de tout le système nerveux). Mort fatalement constante en trois ou quatre jours, une fois que la rage s'est déclarée. Prophylactique par la cautérisation. — Puisque le génie de l'homme a bien pu découvrir contre le virus syphilique un antidote efficace, il est permis d'espérer qu'un jour l'art possédera aussi un spécifique contre la rage. Plût à Dieu qu'une si précieuse découverte ne dût pas être encore long-temps ajournée! Plût à Dieu que nous la vissions nous-mêmes se réaliser, et devenir la joie et la gloire de notre époque !

6° *Morve*. Maladie particulièrement propre au cheval et aux autres solipèdes ; — transmissible non seulement entre les solipèdes , mais encore de ceux-ci à l'homme, au chien et à d'autres animaux ; — se caractérisant, à l'état de morve proprement dite , par un coryza spécifique, pustuleux et ulcéreux ; — se faisant surtout reconnaître sous la forme de *Morve aiguë*, notamment sur le cheval, et présentant alors sous cette forme, de toutes la plus intense et la plus évidente, de toutes la plus rapidement et la plus inévitablement mortelle, les caractères que voici , — (a) *jetage* purulent et sanguinolent par les narines, — (b) *glandage* ou engorgement des ganglions lymphatiques sous-maxillaies, — (c) *chancre* ou ulcération de la pituitaire, — (d) fièvre et accidents généraux (noyaux ecchymotiques, purulents ou gangréneux dans diverses parties du corps, et surtout dans le tissu cellulaire sous-cutané ; apparition de pustules phlyzaciées et gangréneuses, çà et là, aux surfaces où l'organisation du système cutané de l'animal permet aux phénomènes exanthématiques d'apparaître ; pneumonie lobulaire, etc.) ; — se montrant en d'autres cas , sous la forme de *Morve chronique*, tantôt à titre pur et simple d'affection locale et parfaitement compatible, pendant longtemps du moins, avec toutes les apparences d'un bon état de santé générale, tantôt avec accompagnement de farcin (engorgements ganglionnaires, angioleucites, abcès froids çà et là desséminés) ; — n'existant, enfin, en d'autres cas encore qu'à l'état de *Morve larvée*, ou, pour ainsi dire, existant véritablement sous la forme d'un simple *Farcin*, soit aigu, soit chronique (car le farcin est aujourd'hui reconnu, par bien des pathologistes, pour une des manifestations de l'intoxication morveuse). — Nouvel exemple et vérification nouvelle de la quatrième proposition que nous avons avancée touchant les virus (p. 37), et qui concerne la variété des formes symptomatiques auxquelles un même virus peut donner naissance. — Le spécifique de l'intoxication morveuse est encore à trouver.

7° *Coqueluche.* Due à un virus miasmatique. Consistant dans une irritation bronchique foncièrement nerveuse, et, du moins en règle ordinaire, accessoirement catarrhale. Présentant, pour symptôme caractéristique, des quintes de toux qui reviennent par accès et qui ont cela de particulier que, après plusieurs expirations saccadées et se succédant précipitamment l'une à l'autre sans intervalle d'inspiration, chaque quinte se termine ensuite brusquement par une inspiration convulsive, large et accompagnée d'un bruit ou sifflement laryngé vraiment pathognomonique. Les formes irrégulières de la coqueluche ont été bien reconnues et bien signalées par M. le professeur Trousseau (*Lettre à M. Bretonneau sur la coqueluche.* Dans le *Journ. de méd.* de *MM. Fouquier, Trousseau, Beau,* etc. , janvier 1843.)

8° *Typhus.* — Sous ce nom , l'on s'accorde, depuis Cullen *(Apparatus ad nosologiam,* gen. v), et surtout depuis Hildenbrand *(Traité du typhus contagieux),* à désigner une fièvre épidémique très évidemment conta- gieuse, dont la symptomatologie, il faut le dire, n'a vraiment rien qui diffère de celle des fièvres continues graves, dites autrefois *fièvres putrides* ou *adynamiques,* et dites aujourd'hui *fièvres typhoïdes* (précisément à cause de leur frappante ressemblance avec le typhus pestilentiel, ou typhus proprement dit. Contagion mias- matique, certifiée par le témoignage de tant d'observa- teurs : — les uns, tels que, par exemple, Hildenbrand *(ouv. cit.),* Pinel *(Nosogr. philos.,* n. 171-85, et n. 230- 55), Joseph Frank *(Prax. med.,* p. 73-106), M. Chomel *(Traité des fièvres,* p. 455-88), M. Bricheteau *(Dict. des sc. méd.,* art. *Vêtements,* t. LVII, p. 399), M. Gaultier de Claubry*(Mém. sur le typhus et la fièvre typhoïde,* ch. X), etc., ces irrécusables témoins des grandes épidémies de typhus du commencement de notre siècle ; — les autres, tels que M. Gerhard de Philadelphie *(Expérience,* année 1838 , n°˙ 16 et 20) et M. Landouzy de Reims *(Archiv.* , janvier 1842), ces habiles et consciencieux historiens d'épidémies plus récentes, mais restreintes à une bien petite étendue. S'il est vrai, comme le croient plusieurs médecins , que la fièvre typhoïde soit conta- gieuse, il n'y a plus, en vérité, de différence essentielle entre cette maladie si commune et ce qu'on nomme le *typhus* : non , encore une fois, pas plus qu'entre la variole discrète et la variole confluente , ou bien entre la variole sporadique et la variole épidémique. La fièvre typhoïde, est-ce autre chose que le typhus se montrant sporadiquement , ou tout au plus à titre de petite épidémie, et dans une forme légère pour la généralité des cas ? Et le typhus , est-ce autre chose que la fièvre typhoïde régnant à titre de grande épidémie par suite de l'agglomération d'un grand nombre de sujets aptes à la contracter , et à titre d'épidémie très meurtrière par suite des formes graves qu'elle affecte alors dans la plupart des cas. Y a-t-il là autre chose qu'un seul et même genre d'intoxication virulente, qu'une seule et même cause spécifique , le virus typhique? C'est à l'anatomie pathologique qu'il appartient de résoudre ce problème, et de prononcer en dernier ressort sur l'identité de nature de la fièvre typhoïde et du typhus.

En effet, l'entérite spécifique (Dothinentérie , de MM. Bretonneau et Trousseau ; Exanthème intestinal, de M. Andral ; Entérite folliculeuse, de MM. Bouillaud, Cruveilhier, etc.; — entérite si bien étudiée par les médecins que je viens de citer, et à la liste desquels il est juste encore d'ajouter les noms de Petit et Serres, de M. Chomel et de M. Louis), l'entérite spécifique, dis-je, qui fait le principal et le meilleur des caractères anatomiques de la fièvre typhoïde, n'a été bien connue que postérieurement au règne des grandes épidémies de typhus. Or de ce qu'elle n'a pas été signalée par les observateurs de ces épidémies-là, il n'y a rien absolument à conclure. Peut-être les altérations pathognomoniques existaient-elles là, tout aussi constamment que dans notre vulgaire fièvre typhoïde de Paris; mais elles durent passer inaperçues. Dans le typhus de la prison de Reims, M. Landouzy les a constatées. Mais dans le typhus de Philadelphie, M. Gerhard assure qu'il les a vainement recherchées. Entre ces témoignages contradictoires, que dire, sinon que la science n'est pas faite sur ce point? Elle ne le sera, hélas! j'en ai bien peur, qu'au prix d'une affreuse calamité, au prix d'une vaste épidémie, où soit définitivement vidée, grâce au concours de nombreux observateurs, la question de la fréquente présence ou de l'absence constante des altérations folliculeuses.

9°. *Pustule maligne et Charbon.* Deux cas congénères, selon toute apparence; tous deux imputables à un seul et même virus, le virus charbonneux, qui, comme ceux de la rage et de la morve, provient des animaux. Je n'insiste pas sur ces maladies, qui sont plus particulièrement du ressort de la pathologie chirurgicale.

II. *Maladies vraisemblablement contagieuses.*

A l'égard de cette catégorie-là, qui doit être et qui est une source de controverses interminables, je ne ferai que donner en exemple quelques maladies :

1° la fièvre typhoïde, si tant est même qu'elle ne soit pas d'une nature identique avec le typhus proprement dit ;

2° Le choléra épidémique ;

3° La pourriture d'hôpital (Nélaton, *Pathol. chirur.*, chap. III, art, III, § VI. — T. I, p. 150-160);

4° La diphthérite, cette phlegmasie si visiblement spécifique du système muqueux (Angine couenneuse maligne, Croup, etc.),—ou même de la peau (Diphthérite cutanée). — Bretonneau, *Des inflamm. spéc. du tissu muq.*, p. 83-5; — Trousseau, *Mém. sur une épid. d'ang. couenn. scarlat.*, dans *Archiv.*, décembre 1829; — et art. *Diphthérite*, du *Répert.*, t. X, p. 388-95);

5° La fièvre puerpérale grave et épidémique, ou Typhus puerpéral de M. Cruveilhier (Paul Dubois, art. *Puerpérale (fièvre)*, dans le *Rép.*, t. XXVI, p. 342); — Voillemier, *Hist. de la fièvr. puerpér. qui a régné épidém. Dans le Journ. des conn. médico-chir.*, décembre 1839, p. 226).

Est-il besoin, au surplus, de faire remarquer qu'en fait de maladies vraisemblablement contagieuses, la vraisemblance a ses degrés divers, qui correspondent, ce semble, aux divers degrés d'énergie dans la puissance de contagion?

§ II. Des maladies miasmatiques non contagieuses.

Ici, les maladies d'intoxication paludéenne doivent nous servir de type principal. Voilà encore un des types les plus frappants de spécificité pathogénique de premier ordre, et c'est pourquoi nous croyons devoir y arrêter particulièrement notre attention.

I. *Maladies d'intoxication paludéenne.*

I. *Nécessité logique d'admettre l'existence de miasmes paludéens.* — Tous les bons esprits, en présence des effets morbides et endémiques dus à l'influence dès marais, s'accordent à voir là une intoxication d'une nature vraiment à part. Quoi de plus original, en effet,—quoi de plus singulier, à y bien réfléchir, — que ces fièvres

intermittentes idiopathiques, si frappantes et si distinctes entre toutes les espèces de maladies et par la
remarquable périodicité de leurs accès, et par leurs
trois stades de frisson, de chaleur et de sueur à chaque
accès ? Ces fièvres-là, qui sont, je le répète, la forme
la plus ordinaire et en même temps la plus caractéristique de l'intoxication paludéenne, révèlent incontestablement une spécificité pathogénique, non seulement
par les traits fondamentaux de leur symptomatologie,
mais aussi, et peut-être avec plus d'évidence, par cela
même qu'elles se guérissent si promptement et si mer-
veilleusement à l'aide d'un médicament spécifique, du
moins dans la presque universalité des cas. Eh bien,
donc, pour des effets morbides d'un caractère spécifique si évident, force nous est de conclure à l'existence
d'une cause morbifique toute particulière dans l'air des
marais. Et, comme nous ne pouvons démontrer cette
cause ni dans les conditions physiques ni dans les conditions chimiquement appréciables de cet air, force
nous est bien de reconnaître qu'il doit y avoir là des
émanations insaisissables et d'une nature absolument
inconnue, qu'en un mot il doit y avoir là des miasmes.
Quant à dénommer particulièrement ces miasmes,
rien de mieux que de les appeler *miasmes paludéens :*
voilà certes un terme qui les spécifie clairement, dis-
tinctement, en ne disant ni trop ni trop peu, mais juste
ce qu'il faut, sans rien y ajouter d'imaginaire et de con-
jectural. Ainsi donc, les miasmes paludéens, tout invisibles, tout intangibles, tout inappréciables qu'ils sont
à l'eudiomètre et aux réactifs, révèlent péremptoirement leur existence par la spécificité de leurs effets

sur le corps humain , qui , en vérité, à certains égards, doit être regardé comme le plus sensible et le plus délicat eudiomètre.

2. *Outre les marais proprement dits, il y a encore d'autres sources de miasmes paludéens.* C'est là un des points les plus importants à remarquer et à ne jamais perdre de vue dans l'étiologie des fièvres intermittentes idiopathiques et autres maladies dont le quinquina est le spécifique. Oui, certes, sachons-le bien et reconnaissons-le hautement, partout où l'eau se trouve stagnante, et où elle se corrompt en raison d'une plus ou moins forte quantité de débris végétaux qui s'y macèrent et y pourrissent, là doit être, là est une source de miasmes paludéens. Ai-je besoin d'insister sur la démonstration d'une vérité si évidente ? Les bords fangeux d'une rivière à l'époque de l'étiage ; ceux d'un lac, d'un étang dans des conditions analogues ; un bras de rivière presque à sec, comme le petit bras de la Seine, à Paris, durant les grandes chaleurs ; un étang qui vient d'être vidé ; l'eau dans laquelle on fait rouir du chanvre ; une mare mal tenue ; des eaux ménagères qui n'ont pas un facile écoulement et séjournent dans les plombs ou les rigoles d'une maison malpropre ; un ruisseau bourbeux ; la moindre flaque d'eau croupissante dans une cour, dans un jardin, dans une rue non pavée ou mal pavée, etc., etc. : voilà autant de foyers miasmatiques qui peuvent fort bien, l'expérience journalière le montre, donner naissance, dans un certain rayon alentour, aux fièvres intermittentes, ou, pour mieux dire, à l'intoxication paludéenne et à tous ses divers accidents. Voilà pourquoi, dans les contrées non marécageuses, dan

des villes où l'air est généralement salubre, comme à Paris, il n'est pas très rare, par exemple, d'observer des cas de première attaque de la fièvre tierce, chez des gens qui, selon toute apparence, n'ont jamais été exposés à l'action d'un marais proprement dit. Ces cas sont toujours sporadiques, il est vrai, mais ils sont. Et, à l'égard de la plupart des cas de cette sorte, s'il m'est permis du moins d'en juger d'après ce que j'ai pu voir par moi-même (surtout dans la pratique en ville, où il est plus facile d'obtenir des renseignements exacts et complets que dans la pratique d'hôpital), on peut, en cherchant bien, en s'enquérant de tout avec soin, constater avec la plus complète évidence leur rapport de filiation avec l'une quelconque des susdites sources de miasmes paludéens. Or, pour le reste des cas, c'est à savoir pour ceux dans lesquels l'existence d'une semblable source d'infection ne peut pas être retrouvée, serait-ce une supposition par trop téméraire et mal fondée que de les faire rentrer néanmoins dans la règle commune, et de ne les regarder non plus que comme l'effet et la manifestation d'une intoxication paludéenne? Eh, bon Dieu! est-il donc si difficile d'admettre qu'un très petit foyer miasmatique, — comme il y en a tant encore, par malheur, dans quelque pays et dans quelque ville que ce soit,—n'ait point été aperçu et remarqué par la personne qui se trouvait exposée à en subir l'action, ni même ne puisse être découvert et reconnu après coup, malgré les plus diligentes informations? Ne vaut-il donc pas mieux, là encore, accuser théoriquement l'intoxication paludéenne que d'invoquer une étiologie exceptionnelle, puisque les cas dont il s'agit ressemblent parfaitement à cette intoxication, non seulement par leurs formes symptomatiques, mais aussi par leur prompte et sûre guérison à l'aide de la médicamentation quinique.

3. *Distinction nosographique des maladies d'intoxication paludéenne en cinq genres*, savoir :

1° *Fièvre intermittente vulgaire.* Série d'accès fébriles qui laissent entre eux un intervalle d'apyrexie complète et se reproduisent avec une périodicité parfaite ou à peu près : le plus ordinairement à type quotidien, tierce ou quarte ; plus rarement, à type double-tierce, ou à type bi-quotidien. Absence de symptômes pernicieux et qui soient de nature à entraîner la mort dans l'accès même, ou du moins à la faire paraître imminente. — En règle, sinon universelle et absolue, du moins très générale et à peine démentie par quelques exceptions, l'accès se compose de trois périodes bien distinctes, plus particulièrement désignées sous le terme de *stades* : (*a*) stade de froid; (*b*) stade de chaleur; (*c*) stade de sueur.

2° *Fièvre intermittente pernicieuse.* Cas dans lesquels les accès revêtent une forme extrêmement grave, au point de mettre la vie en péril. Soit en raison de l'exagération excessive du caractère propre de l'un des stades (*Pernicieuse algide* ; *P.* *ardente*; *P.* *diaphorétique*, de Torti). Soit en raison de l'intervention de quelque symptôme extraordinaire et très menaçant (*P.* *diarrhéique*, *P.* *dyssentérique*, *P.* *cholérique*, *P.* *avec flux bilieux*, *P.* *convulsive*, *P.* *syncopale*, *P.* *gangréneuse*, etc., etc., etc.) — C'est avec grande raison que, dernièrement, M. Bricheteau a cru devoir appeler notre atten-

tion sur les cas de ce genre, plus communs à Paris,
assure-t-il, que la plupart des médecins ne l'imaginent,
et cependant si importants à reconnaître. Selon lui,
c'est à un tel accident, malheureusement méconnu,
que venait de succomber Lisfranc (Bricheteau, *Obser-*
vations de fièvres intermittentes pernicieuses chez les vieil-
lards. Dans les *Archives*, juin 1847).

3° *Fièvre rémittente.* C'est, pour ainsi dire, une série
d'accès de fièvre intermittente qui se succèdent en type
quotidien, en type tierce, en type quarte, ou en n'importe quel autre type moins ordinaire et moins simple,
mais qui, au lieu d'être séparés entre eux par un intervalle de franche et complète apyrexie, et d'offrir, de
la sorte, l'étrange spectacle d'une maladie pour ainsi
dire discontinue, se montrent liés l'un à l'autre par
une phase de simple rémission de l'appareil fébrile,
par une phase où la maladie s'apaise sans s'inter-
rompre.

4° *Fièvre pseudo-continue.* Cas dans lesquels la fièvre
causée par l'intoxication paludéenne n'est ni une fièvre
intermittente, ni une fièvre rémittente encore composée
d'un véritable enchaînement d'accès plus ou moins
évidents, mais se montre assujettie à la loi du type
continu. En d'autres termes, dirons-nous encore, la
fièvre pseudo-continue est une fièvre continue dont la
spécificité pathogénique, par opposition aux autres
fièvres du même type, se laisse d'abord présumer étio-
logiquement, parce que l'apparition de cette fièvre a
lieu dans une atmosphère infectée de miasmes paludéens, et puis se fait reconnaître thérapeutiquement
grâce à l'action spécifique et, s'il m'est permis de parler

ainsi, véritablement *nosocratique*, des préparations de quinquina. — Ici je veux saisir l'occasion de payer un juste tribut à la mémoire d'un homme enlevé trop tôt à la science, et qui portait si dignement l'héritage d'un nom illustre, Casimir Broussais, mon camarade de collége, mon bon et fidèle ami malgré nos rivalités de concours et nos dissidences de doctrine. Je me fais un devoir de citer ici sa remarquable et très judicieuse *Lettre sur les pseudo-continues* (dans la *Gaz. méd.*, année 1847, n° 1).

5° *Fièvre larvée.* Terme assez étrange pour distinguer précisément des maladies sans fièvre, mais terme consacré par l'usage et devenu tout à fait classique. On nomme ainsi les diverses maladies apyrétiques qui, sous le triple rapport de leur origine, de leur marche et de leur remède spécifique, se montrent semblables à la fièvre intermittente, et, par conséquent, imputables à l'intoxication paludéenne.

4. *Remarques générales.* — (a) Les fièvres intermittentes bien franches et bien tranchées, voilà certes où se trouve la forme la plus caractéristique, disons même la forme vraiment pathognomonique de l'intoxication paludéenne.

(b) La quintuple distinction ci-dessus mentionnée entre les formes symptomatiques de l'intoxication paludéenne, — distinction nosographique très bien fondée, assurément, et qui correspond à la réalité clinique pour la grande majorité des cas, — ne se trouve pas maintenue dans la nature avec une rigueur absolue chez tous les malades. Il n'est pas, en effet, très rare de voir, chez un seul et même malade, ces formes se confondre entre elles, se succéder immédiatement l'une à l'autre par une sorte de métamorphose, alterner l'une avec l'autre à maintes reprises. Ce qui ne fait que démontrer davantage leur évidente identité de spécificité pathogénique.

(c) La guérison des maladies paludéennes peut, en général, avoir lieu par les seules ressources de la nature, mais à la longue. Premier point à remarquer. Mais, ce qui mérite encore plus nos méditations, c'est la merveilleuse efficacité du quinquina. Spécificité thérapeutique qui rend ici indéniable la spécificité pathogénique, et qui constitue un des plus beaux triomphes, une des plus plus splendides gloires de la médecine.

(d) Une chose encore bien remarquable et qui mérite au plus haut point de fixer notre attention, c'est qu'après avoir été une fois atteint d'intoxication paludéenne, n'en eût-on essayé que les coups les plus légers et les plus faibles, et n'eût-on été malade que fort peu de temps grâce à la nature ou à l'art, il est assez ordinaire, dès lors, d'éprouver de temps à autre, par simple récidive, sans nouvelle inhalation de l'air miasmatique, une attaque de fièvre intermittente ou quelque autre forme de cette intoxication-là. En général, de semblables récidives ne se déclarent que pour avoir été provoquées par l'action évidente d'une cause occasionnelle banale (impression de froid, erreur quelconque de régime, indigestion, avulsion d'une dent, etc.). Mais, quelquefois aussi, elles paraissent se produire indépendamment de toute excitation accidentelle, et rien qu'en vertu d'une disposition intérieure et venue, pour ainsi dire, d'elle-même à maturité, ou, si l'on aime mieux, à explosion. Quoi qu'il en soit, il est donc certain que l'intoxication paludéenne, une fois infligée à l'organisme par l'action directe de la cause spécifique, constitue une sorte de *diathèse* plus ou moins tenace, en raison de laquelle les maladies particulières à cette intoxication peuvent, après un espace de plusieurs semaines, de plusieurs mois, voire même d'une ou plusieurs années, apparaître et reparaître à maintes reprises, soit spontanément, soit à l'occasion d'un ébranlement quelconque du physique et du moral. C'est là un remarquable point de contact, ou, pour mieux dire, une sorte de transition, entre la spécificité pathogénique de premier ordre, qui fait le sujet principal de notre thèse et notamment du présent article, et la spécificité pathogénique de second ordre.

(e) Enfin, n'oublions pas de signaler une altération organique qui se montre liée à l'intoxication paludéenne, et en constitue assurément un des caractères les plus constants et les plus remarquables : c'est à savoir, une intumescence plus ou moins volumineuse, plus ou moins compacte de la rate *(hypersplénotrophie)*. Et même, à ce sujet, M. Piorry professe avec la conviction la plus décidée que l'affection de la rate doit être considérée, non pas seulement comme un caractère anatomique et symptomatique, mais comme la cause organique de la fièvre intermittente ; c'est là une des thèses dont il s'est fait plus particulièrement la défenseur ; il l'a soutenue et développée avec toutes les ressources de son vaste savoir et de sa vive dialectique, dans nombre d'écrits (mémoires *ad hoc*, articles de journaux et de dictionnaires, chapitres ou paragraphes de traités gé-

néraux) auxquels nous devons renvoyer les médecins
curieux d'approfondir un semblable sujet. Mais toujours
est-il que la doctrine de M. Piorry ne paraît pas jusqu'à présent avoir conquis l'assentiment général.

II. *Autres intoxications miasmatiques non virulentes.*

Et d'abord, si tant est, par exemple, qu'il ne faille
pas ranger parmi les maladies contagieuses le choléra
épidémique, la peste, la fièvre jaune, force est bien d'y
voir, tout au moins, autant de types d'intoxication
miasmatique.

En général, dans l'étiologie des maladies épidémiques plus ou moins extraordinaires, qui viennent à
régner de temps à autre sur une étendue plus ou moins
grande de pays, ce sont les influences atmosphériques
qui doivent être accusées, plutôt que les conditions
d'alimentation, qui souvent, il est vrai, sont les
mêmes pour la masse du peuple, mais qui pourtant
ne peuvent jamais avoir une action aussi nécessairement, aussi forcément universelle que l'air. Or il
s'en faut beaucoup que les maladies épidémiques, voire
même celles qu'on appelle simplement petites épidémies ou maladies régnantes, par opposition aux grandes
épidémies ou épidémies pestilentielles, soient toutes
aisément explicables par ce qu'il y a de manifeste physiquement et chimiquement dans la constitution atmosphérique. C'est bien en vain que certains épidémiographes
du xviiᵉ et du xviiiᵉ siècle ont laborieusement cherché
dans la succession des vicissitudes météorologiques
suivant un ordre déterminé, dans une quotidienne sta-
tistique d'observations barométriques, thermométri-

ques, hygrométriques, etc., la raison pour laquelle tous les individus se trouvaient au bout d'un certain temps avoir acquis des dispositions pathogéniques communes. C'est bien en vain qu'ils ont fondé là-dessus l'explication des maladies régnantes, l'explication de ce qu'on a nommé dès lors la *constitution médicale*. La plupart du temps nous n'avons guère qu'à garder le silence à l'endroit de l'étiologie, ou force nous est bien d'invoquer une cause occulte, en un mot, l'hypothèse de miasmes virulents ou non, selon le caractère contagieux ou non contagieux de l'épidémie.

Terminons en citant encore les accidents d'intoxication par les miasmes putrides (*Méphitisme putride*), comme exemple simple et net d'intoxication miasmatique non virulente. Mais, en ce genre, je me hâte de le dire, malgré la spécificité de la cause, les accidents n'offrent, en eux-mêmes, rien de précisément caractéristique, mais une extrême variété de formes et de degrés dont peut d'ailleurs très bien rendre compte, outre les aptitudes diverses de l'organisation individuelle, la considération des variations de quantité et d'intensité de ces miasmes putrides.

§ III. Des Intoxications venimeuses.

Ici, quelques mots seulement. Car, après tout, si l'on excepte la terrible spécificité, la spécificité rapidement meurtrière du venin des crotales, et peut-être aussi de quelques autres espèces d'ophidiens, il n'y a rien de bien caractéristique.

Le venin de la vipère commune produit rarement des accidents mortels ; mais quelquefois, cependant, ses effets

64

vont jusque là. Le plus ordinairement, après un drame
plus ou moins alarmant de symptômes asthéniques (sueur
froide et abondante, vertiges, petitesse et inégalité du
pouls, dyspnée, syncopes, délire, convulsions, etc.);
mais qui n'ont vraiment rien de pathognomonique, ni
dans leurs apparences ni dans leur marche, la guérison a lieu, et peut même avoir lieu par le seul bienfait
de la nature. Il en doit être de même, sans aucun doute,
de beaucoup d'autres espèces d'ophidiens venimeux :
et il se pourrait fort bien que la guérison toute naturelle des accidents plus ou moins menaçants qui succèdent à leurs morsures fût la seule base du renom
donné par les bruits populaires, dans certaines contrées, à quelques plantes réputées pour être des spécifiques serpentaires (Serpentaire de Virginie, Huaco,
Graines de cédron, etc.).

Ce n'est pas, assurément, que l'idée d'un spécifique,
soit en particulier contre le venin de telle ou telle espèce d'ophidiens, soit même en général contre le venin
de toutes les espèces, ne puisse être admise *à priori*.
Mais toujours est-il que nous ne devons pas tenir pour
avéré tout ce qu'on raconte à cet égard.

La spécificité des venins fonde l'indication prophylactique de cautériser la plaie envenimée, de la cautériser au plus vite, de la cautériser avec toute l'énergie
que commande le danger.

§ IV. Des Empoisonnements à forme spécifique.

Quoiqu'il ne s'agisse plus ici d'agents occultes, mais,
au contraire, d'agents manifestes, veut-on toujours
maintenir un semblable groupe dans la classe des

Maladies spécifiques par excellence ? Voici, ce me semble, les types les plus frappants qu'on ait à donner en exemple :

1° L'empoisonnement saturnin.

2° L'empoisonnement cantharidien.

3° Le narcotisme, produit par l'opium et par les poisons analogues.

4° L'empoisonnement strychnique.—(Strychnisme?)

5° L'ergotisme.

6° L'empoisonnement alcoolique.—(Alcoolisme?).

ARTICLE V.

QUELQUES PROPOSITIONS SUR LA SPÉCIFICITÉ PATHOGÉNIQUE CONSIDÉRÉE EN GÉNÉRAL.

1. La spécificité pathogénique doit être distinguée :

1° En spécificité pathogénique de premier ordre, celle qui appartient à ce qu'on est convenu d'appeler les *Maladies spécifiques par excellence* ;

2° En spécificité pathogénique de second ordre, celle des maladies qui, sans être imputables, forcément du moins, à l'intervention d'une cause spécifique proprement dite, ont pourtant quelque chose de spécifique dans leurs symptômes, leur marche ou leur manière d'être modifiées par tel ou tel agent thérapeutique.

2. La spécificité pathogénique de premier ordre, et même aussi de second ordre dans un type élevé, a toujours été l'écueil des doctrines systématiques.

La spécificité pathogénique une fois admise, « il fau-
» dra bien reconnaître des traitements spéciaux ou spé-
» cifiques, c'est-à-dire renoncer aux espérances déce-
» vantes d'une maladie universelle et d'une panacée. »
(Rostan, *Méd. clin.*, t. Ier, p. 79).

3. La théorie de la spécificité pathogénique est nécessairement « mobile comme la science elle-même ; car
» les progrès de l'observation peuvent signaler quelque
» chose de spécifique dans une affection jusque-là classée
» sans signe distinctif ; et, d'un autre côté, l'observation
» et le raisonnement peuvent faire évanouir la prétendue
» spécificité d'une affection. » (Dalmas, *proposition 4e*),
en expliquant, par une modification spéciale d'une des
conditions naturelles de l'organisme, ce que l'on attri-
buait à une condition spécifique.

§ Ier. De la spécificité pathogénique de premier ordre.

4. Ce qui prouve absolument la spécificité pathogénique de premier ordre, c'est la démonstration physique ou la nécessité logique de l'existence d'une cause
spécifique proprement dite.

5. C'est dans les maladies virulentes, et, après les
maladies virulentes, c'est dans les maladies paludéennes
que nous trouvons les types les plus éclatants de la
spécificité pathogénique.

6. Des maladies auxquelles appartient la spécificité
pathogénique de premier ordre, la plupart sont des
maladies générales ; mais il y en a quelques unes de
locales.

7. Les différents caractères qui, selon le cas, peuvent appartenir à la spécificité pathogénique de premier ordre, peuvent être assez bien, à ce qu'il me semble, résumés comme il suit :

1° Caractère étiologique : contagion, immunité acquise pour toute la durée de la vie après une première atteinte.

2° Caractère nosologique : spécificité de siége, spécificité de caractères anatomiques, spécificité de symptomatologie fonctionnelle, spécificité de marche, (type, périodes préfixes, durée, terminaison fatale).

3° Caractère thérapeutique : guérison par un médicament spécifique.

« La spécificité » (spécificité pathogénique de premier ordre) « des maladies est démontrée par la spécificité » du remède qu'on leur oppose ; il ne peut, en effet, » y avoir de remède spécifique que contre les maladies » qui reconnaissent une seule et même cause. » (Chomel, *Path. gén.*, p. 39.)

8. Un caractère symptomatologique des plus propres à révéler les phlegmasies spécifiques, c'est que, à l'inverse des phlegmasies simples, qui envahissent indifféremment tout ou partie d'un organe, et n'ont pas de circscription régulière, les phlegmasies spécifiques ont coutume d'affecter la forme circulaire, et, la plupart du temps, d'attaquer un grand nombre de points à la fois, en laissant intactes les parties intermédiaires.

9. Le caractère de contagion virulente une fois re-

connu, plus de doute sur la spécificité pathogénique de premier ordre.

10. Si, dans une maladie donnée, l'observation constate un certain nombre des autres caractères ci-dessus indiqués, il est permis encore d'en inférer, mais seulement avec plus ou moins de probabilité, l'existence d'une cause spécifique.

11. Une remarque des plus importantes à faire, c'est que la spécificité pathogénique de premier ordre n'exclut pas du tout l'influence plus ou moins puissante des conditions étiologiques de tout genre. Et, en raison du concours de ces diverses conditions étiologiques, on s'explique très bien la diversité des formes que revêtent les maladies spécifiques, les maladies même les plus spécifiques.

12. La spécificité pathogénique de premier ordre peut n'exister qu'à l'état larvé. Heureux le praticien qui sait alors l'entrevoir ou même la deviner dans les cas où il y va de la prompte guérison, et, à plus forte raison, du salut des malades !

13. Des maladies spécifiques, les unes se guérissent, sinon toujours, du moins dans un plus ou moins grand nombre de cas, par la force médicatrice de la nature. Les autres sont essentiellement mortelles.

14. La guérison naturelle n'implique pas du tout contradiction avec la spécificité pathogénique, même

à l'égard des maladies qui reconnaissent un médicament spécifique.

§ II. Spécificité pathogénique de second ordre.

15. Dans la série nosographique, la spécificité pathogénique, rigoureusement parlant, commence là où les lois générales de la physiologie normale et pathologique ne suffisent plus à expliquer l'origine, les symptômes et la marche des maladies.

16. Le plus haut type de la spécificité pathogénique de second ordre, celui qui touche, pour ainsi dire, à la spécificité pathogénique de premier ordre, ce sont certaines diathèses, dans la théorie desquelles notre esprit est obligé d'admettre, sinon un agent morbifique interne ayant son existence à part, du moins une modalité spécifique très extraordinaire, soit du sang, soit de quelque organe d'une importance majeure.

17. Depuis les diathèses jusqu'à l'autre extrémité de la série, combien ne doit-il pas y avoir de degrés intermédiaires par où la spécificité pathogénique va de plus en plus en décroissant et en perdant d'importance! Degrés infiniment variés, sans aucun doute, et qu'il n'appartient pas à la faiblesse de l'esprit humain de déterminer avec précision, mais seulement d'entrevoir d'une façon confuse.

ARTICLE VI.

ÉPILOGUE THÉRAPEUTIQUE.

1. A l'idée de spécificité pathogénique correspond nécessairement l'idée de spécificité thérapeutique. Et il est permis d'espérer que les progrès de l'observation enrichiront la matière médicale, non seulement de nouveaux remèdes propres à combattre efficacement et spécifiquement, non seulement telle ou telle des maladies dues à une cause spécifique, mais même aussi telle ou telle des modalités spécifiques du sang ou des différents organes.

« L'idée de spécificité » (pathogénique) « domine... » la matière médicale, comme elle domine la nosolo- » gie. » (Pidoux, discours cité, p. 27.)

2. La connaissance de la spécificité pathogénique est déjà, ou peut devenir, à l'égard d'un certain nombre de maladies, le fondement d'une prophylactique plus ou moins sûrement efficace. — Ex. Vaccine ; — Cautérisation en cas d'une morsure par un animal enragé, — en cas de chancre syphilitique, — en cas de plaie envenimée ; — Belladone contre la scarlatine ?

3. A défaut de médication spécifique, on peut encore pourvoir aux indications les plus pressantes de la spécificité pathogénique par des médications spéciales convenablement appropriées. J'entends parler ici, surtout, de la médication irritante substitutive (que j'ai proposé de nommer *médication hétérophlegmasique*), et de la médication caustique.

4. « Dès que la maladie a un cachet de spécificité
» très marqué, la médecine physiologique ou la mé-
» decine des symptômes et de la lésion, en tant qu'ils
» sont symptômes et lésions, et non en tant qu'ils sont
» symptômes goutteux ou paludéens, — lésion scrofu-
» leuse ou syphilitique, par exemple, — la médecine ra-
» tionnelle ou physiologique est dans ce cas la plus
» dangereuse et la plus pitoyable de toutes. » (Pidoux,
» *Disc.*, p. 36.)

5. « Plus une maladie est spécifique, moins les indi-
» cations qu'on nomme physiologiques ou rationnelles
» ont de valeur. »

« Moins, au contraire, une maladie est déterminée,
» moins elle a... de spécificité, ... et mieux sont indi-
» indiqués les traitements rationnels ou fondés sur la
» physiologie, et moins sont admissibles les moyens
» dits empiriques. »

. . . .

« Rien de plus vrai, de plus simple, de plus facile à
» comprendre que ce principe de thérapeutique géné-
» rale. Il est la loi souveraine des bons praticiens. »

(Pidoux, *Disc.*, p. 35-37.)

TABLE DES MATIÈRES.

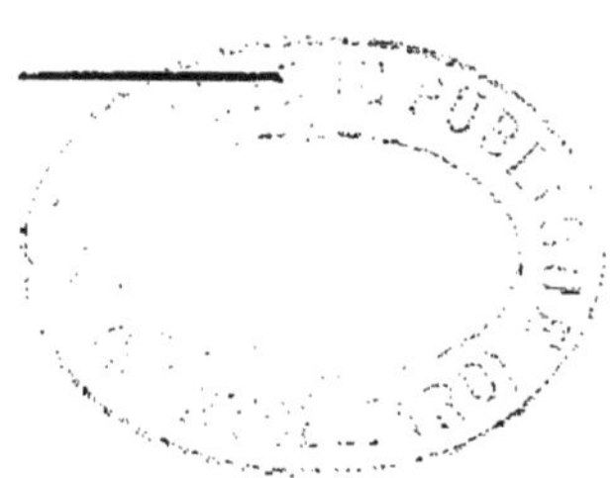

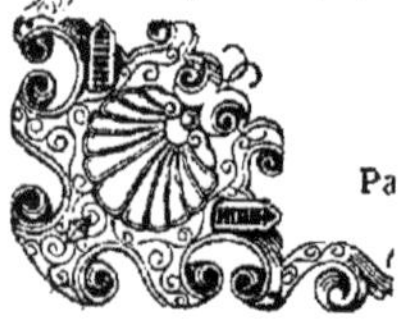

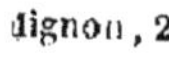

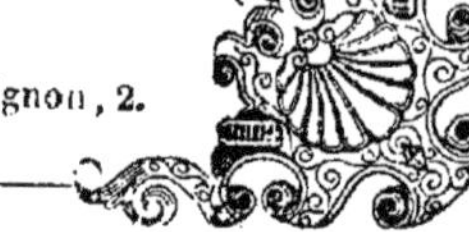

Pa   lignon, 2.

28692